"알고나면 쉬운 홧병해결"

홧병해결

윤용섭 저

도서
출판 **의 성 당**

머리말

 컴퓨터를 갓 배우던 시절, 온종일 고민해도 해결 안 돼 속이 끓어오르던 문제가, 전문가의 손길이 닿자마자 순식간에 해결되는 것을 보고 감탄한 적이 있다. 그리고 나중에 아내가 컴퓨터를 배울 때 너무너무 간단한 문제를 어쩔 줄 모르고 답답해하며 해결하지 못하는 걸 본 적이 있다. 홧병도 공부하고 나면, 알면 쉽고 간단한 일이 알지 못하면 엄청나게 어렵고 해결하지 못할 불가능한 문제처럼 느껴지는 게 컴퓨터와 마찬가지다.

 홧병 동지들에게 늘 하는 말이 있다. "홧병을 고치는 건 방법의 문제다." 그렇다. 지금 당신이 홧병을 앓고 있다면 잘 못된 방법으로 홧병에 대처하기 때문이다. 그러니까 방법이 문제라는 생각을 가지고, 방법을 찾아내기 위해 노력하고, 마침내 끝내주는 방법을 찾아내어 실천한다면, 아무리 완고하게 오랜 세월 떠나지 않던 홧병이라도 전문가의 손에 해결되던 컴퓨터 문제처럼 순식간에 해결되게 되어 있다.

 하긴 홧병과 컴퓨터 문제가 분명히 다른 면도 있다. 컴퓨터는 전문가를 초빙해서 해결할 수 있지만, 홧병은 자신이 직접 해결해야 한다는 점이다. 물론 홧병도 전문가의 도움을 받을 수 있지만 언제나 결국 문제를 해결하는 건 자신이다. 왜 이런가 하면 홧병은 '잘못된 생각' 때문에 발생하는 것인데, 생각은 남이 바꿔주는 게 아니기 때문이다.

 홧병 환자의 과도하게 활성화되는 뇌 일부를 절제하거나 불능화시켜 치료하는 방법이 있긴 하지만, 이런 경우를 제외하고 다른 사람의 생각을 조종하는 방법은 아직 개발되지 않았다. 이게 가능해도 문제다. 이런 날이 오면 감옥에 가두어도 막지 못했던 생각의 자유조차 우리는 담보할 수 없기 때문이다.

생각의 자유를 누려야할 이유만큼, 생각을 다스려야 할 책임이 우리들에게 있다. 올바르게 생각하는 법을 배움으로서 자신과 가족, 그리고 이웃과 사회를 홧병으로부터 지켜야할 책임이 우리 모두에게 있는 것이다. 이 때문에 홧병은 의사가 고쳐주는 병이 아니다. 스스로 방법을 찾아 배우고 실천함으로서 해결해야 할 병이다.

이 책은 홧병을 발생시키는 잘못된 생각과 그것을 바꾸는 방법에 대해서 논의하는 책이다. 물론 모든 해답을 제공하는 완전한 책일 리가 없지만, 그래도 어디서부터 문제를 해결해야 하는지, 어떤 과정을 거쳐서 필요한 정보를 습득하고, 자신에게 알맞은 방법을 찾아가야할지 적지 않은 도움을 줄 순 있을 것이다.

책에서 찾지 못한 미진한 부분은
다음의 홧병해결 카페(http://cafe.daum.net/hwatbyung)로 오셔서 함께 노력하면 해결책을 찾는데 도움이 될 수 있을 것이다. 홧병해결 카페에서 그동안 함께 고민을 나누어 온 회원 동지들께 특히 심심한 감사를 드린다. 이 책을 완성하게 되기까지 커다란 힘이 되었기 때문이다.

그리고 흔쾌히 출판을 허락해 주신 도서출판 의성당 김택수 회장님께 진심으로 감사드리며, 홧병과 관련된 중의학 지식과 선적고사(禪的故事) 등 여러 자료를 소개해 주신 중국의 이훤(苡萱) 선생님, 항상 든든한 후원이 되어준 아내와 가족들에게 감사를 올린다.

2007. 3

저자 윤 용 섭

목 차

1장. 홧병 동지들에게
1. 동지들의 요청 10
2. 동병상련 14
3. 책을 읽는 법 16
4. 우선 이렇게 하자. 17

2장. 홧병이란 무엇인가?
1. 무슨 병을 홧병이라 하는가 22
2. 신경증 25
3. 심신병 29
4. 홧병의 원인 33

3장. 홧병의 원인, 스트레스
1. 스트레스의 의미 35
2. 스트레스 5대 증상 36

3. 스트레스의 자가진단 41
4. 홧병의 발생 44
5. 한약과 홧병치료 47

4장. 홧병 해결=스트레스 해소

1. 대뇌피질에서 일어나는 일 51
2. 스트레스 발생 55
3. 감성적 스트레스와 해결 57
4. 오성적 스트레스 60
5. 심리내면에서 발생하는 스트레스 63
6. 건강과 행복을 위한 첫걸음 64
7. 이러지도 저러지도 못하는 이유는 욕구가 다양하기 때문이다. 65
8. 생각은 넓고 크게 67
9. 미래예측에 의해 지혜가 나온다. 70
10. 욕구포기 72
11. 주관적 사고 74
12. 욕구충족 77
13. 객관적 사고 79
14. 주관과 객관의 원활한 활용 82
15. 넓고 멀리 - 궁극의 홧병해결법 85
16. 마지막에 의지(意志)가 필요하다. 87

5장. 올바른 판단

1. 판단하는 세 가지 방식 89
2. 감정적, 이기적이면 위험 91
3. 퇴계가 죽어야 나라가 산다. 92
4. 명분과 이중성 95
5. 결과가 좋다고 예측하면 올바른 판단이다. 97
6. 무엇이 좋은 결과인가? 100
7. 넓게 보기 101
8. 최선은 개인과 사회가 함께 번영하는 것. 103
9. 멀리보기 104
10. 결과로 판단하기와 홧병 105

6장. 성격의 이해

1. 좋은 성격 108
2. 성격을 어떻게 고치나? 111
3. 성격의 형성과 발현 113
4. 욕구의 근원 116
5. 욕구의 이해 118
6. 역 설 120
7. 스트레스 121
8. 긍정적 기억이 긍정적 성격을 만든다. 122
9. 세 살 버릇이 여든까지 126
10. 초자아 127

11. 성격교정의 핵심요소 - 자아 129
12. 자아활동의 습관화 132
13. 자아의 성장 133
14. 정신연령 측정표 137
15. 자아해방 145
16. 초자아와 자아, 이중행동 148
17. 욕구와 이상(理想), 그리고 현실 사이에서 자아의 활약 149
18. 자아를 성장시키는 방법 151

7장. 홧병의 기타치료

1. 홧병의 양약치료 154
2. 한약의 사용 156
3. 약을 먹어야 하나 말아야 하나 157
4. 종교, 기공 159
5. 음 식 161

8장. 홧병에서 벗어나게 하는 10가지 교훈

1. 홧병을 공부하자. 162
2. 두려움을 없애자. - 심신교호작용해결 163
3. 긍정적으로 보자. - 감성적 스트레스 해결 164
4. 이것이냐 저것이냐 분명히 하자. - 오성적 스트레스 해결 165
5. 미래를 예측하라. - 성공으로 이끄는 힘. 166

6. 최선을 추구하라. - 행복을 더욱 크게 한다. 167
7. 자신을 바꾼다. - 이대로 살면 안 돼! 168
8. 몸을 바로잡자. - 건강한 신체에 건전한 정신 169
9. 자연에 귀의하자. - 최고의 지혜 169
10. 생각을 멈추자. - 니르바나에 도달 169

9장. 선화91칙(禪話91則)

선화91칙(禪話91則) 171

1장.
홧병 동지들에게

홧병은 한 없이 고통스러우나, 드러나지 않기 때문에 며느리도 모른다. 아는 사람만이 아는 홧병의 고통, 동지들에게 동병상련의 정을 보낸다.

1. 동지들의 요청
1) A 동지의 요청

몇 년째 세로자트, 자낙스정 이렇게 아침, 저녁 먹고 있는데 잠 좀 잘 오는 거 밖에는 별 차도가 없는거 같습니다.

약물에 너무 의존하는거 같아 끊어 보려고 약을 점차 줄여나가 보았는데 4일 만에 죽는 줄 알았습니다.

머리는 빙빙 돌고, 땀은 줄줄 흐르고, 어지럽고, 가슴이 답답해서 미치겠고... 잦은 설사, 잠은 안 오고, 잠을 자도 15분마다 깨어나고 아주 얕은 잠, 이리 왔다, 저리 갔다 안절부절... 말도 바보같이 앞뒤도 안 맞고, 바보 같고 그래서 다시 약을 먹었습니다. 그러니 괜찮더군요.

의사 선생님은 약을 점차 줄여나가면 끊을 수 있다는데 제가 너무 약에 의존해서일까요? 약의 중독성도 무시 못 하겠지만, 약의 중독성이 더 강한 것 같은데?

영화에서처럼 마약 끊는 사람처럼 정신병동에 막 구속복 입고 괜찮아질 때까지 소리 지르고...

약 먹다가 끊으면 막 미치겠는데 이럴 때 병원에 가면 주사라도 놔주면 괜찮다든지 그런 우울증약 끊는 대체약 같은 건 없을까요? 그게 진정제겠죠.. 그래 봤자... 민간요법은 없을까? 약을 끊으면 설사는 하루 종일 나고... 잠을 못 자고... 만약 약을 점차 줄여가면서 끊으려고 했을 때 막 미치겠다 더는 안 되겠다 싶어 약을 먹어야 할 때 안 먹고, 침대에 묶어서 구속복을 입히고 하면 제가 약 없으니까 소리소리 지르겠죠... 그러면 며칠정도 있으면 그 금단증상이 없어질까요?

영화에서 보면 마약 끊을 때 보면 아무약도 안 주고 가두어 놓던데 환자는 환각금단에 미치고... 그 영화가 디카프리오 주연의 "바스켓볼 다이어리" 였는데...

우울증약도 개인병원에서 주는 약은 먹다가 끊어도 아무 이상 없던데 이 약은 그나마 효과가 강한지 먹다가 끊으려니까 미치겠습니다... 우울증약이 마약 끊는거 보다 어려울까요?

단비님 조언바랍니다.

2) B 동지의 요청

전 20대 후반의 남성이구요. 우연히 이 카페에 들르게 되어 가입했습니다. 지금은 멍한 상태가 오래 유지 되어서 글을 많이는 읽지 못했지만, 도움이 되는 글이 많은거 같습니다. 그래서 질문 좀 드려볼까 합니다. 부디 좋은 조언 부탁드릴게요~!

스트레스와 과로로 몸이 혹사당하는 느낌을 몇 년 받았었구요. 작년 2월달에 갑자기 밥 먹다가 머릿속이 띵해지면서 쓰러질 거 같고 숨이 안 쉬어졌습니다. 그 뒤로 몇 번의 응급실행... 그리고 심장이 대한 검사, 내시경, 폐, 피검사, 꽤 많은 검사를 했던거 같은데 다 정상이라거나 표준 이상이라 하더라구요.

그러면서 정신과로 보내주더라구요. 아프면 약먹고 치료 하면 나을 텐데 신경 정신과라니... 그걸로 정말 무서울 정도로 정신적으로 육체적으로 힘들었구요. 공황장애, 불안장애, 자율신경실조증, 한방에서는 심장기운이 약하다는말... 열이 위로 상충되어 수승화강이 안된다는말...

신경정신과는 약이 부작용이 있을까 싶어서 6개월 정도 먹다가 겨우 끊었구요. 한약은 지금껏 다니고 있습니다. 꽤나 많이 먹었구요. (1년 5개월동안 약 9재)

불안한 증상, 힘이 빠지는 증상, 심한 호흡곤란, (집에 있으면 좀 편함) 늘 멍한 증상, 가슴쪽 통증, 쓰러질듯 휘청 하는 느낌... 지금은 많이 좋아지는 듯 하면서도 다시 원점인 듯 하네요.

두려워하면 몸이 더 안 좋아지는 것 알고 난 뒤 조금은 컨트롤이 되지만 남모르게 내적으로 상당히 힘겹기만하구요 밖에 나가는게 너무 무섭습니다. 사람 많고 복잡한곳은 더더욱 힘들구요.

그렇다고 못 가는건 아닌데 막상 가면서도 당장이라도 집으로 들어가고 싶은 마음이... 마치 정신력으로 살아가는 것 같은(정신력은 좋다고 믿음^^;;) 고통입니다.

며칠 전에는 한의원 역시 그만 다니고 수지침만 맞고 있습니다.

스트레스는 가족과 친한 친구 문제는 그냥 넘길 수가 없더라구요. 그게 병의 원인이였던듯... 지금은 스트레스 받는거 없는데 힘드네요~!!

지금은 내 안에서 밝음을 찾으려고 노력중이구요 비관적 생각을 안하려고 노력중입니다. 글이 주저리주저리 길어졌네요...

좋은 조언 부탁드리구요 이젠 아무 부담이나 걱정 없이 집밖을 나가는게 꿈입니다. 아무도 인정해주지 않는 혼자 환자인듯하네요~!^^;;;

3) C 동지의 요청

처음에 심장 뛰고, 불안하고, 목이 답답하고, 금방 죽을 것 같은 느낌에 한 달간 정말 고생 많이 했었습니다.

이런저런 일이 잘 안 풀려 스트레스를 받긴 했지만, 20대 나이에 그렇게 어느 날 갑자기 몸에서 이상반응이 나타나리라곤 생각지도 못 했던 터라 너무 놀랐었구요, 홧병이란 건 생각도 못한 채 너무 고통스런 한 달을 보냈었어요.
 그런데 여기 글을 보니 제가 전형적인 홧병의 증상들을 겪었더군요. 진작 알았더라면 그렇게 괴롭진 않았을 텐데... 무슨 죽을 병 걸린것 마냥 눈뜨면 괴로움의 시작이었죠.ㅜㅜ 어쨌든 꾸준히 한약을 먹은 덕택인지 어느 순간부터 심장이 가라앉더라구요. 이제 살았구나 싶었는데, 그때부터는 이상하게 또 머리가 멍~ 한 겁니다. ㅜㅜ
 멀쩡히 행동하다가도 내가 뭐하고 있나 싶고, 꿈꾸듯 몽롱한게. 현실감이 잘 안나더라구요. 두통이 있는 건 아니고, 머리가 맑지 못한 것 같기도 하고, 무겁기도 하고, 암튼 머리가 피곤한 느낌이랄까요? 그래서인지 몸도 무기력해지고 자꾸 누워만 있고 싶고 그러네요.
 어쨌든 머릿속으로는 정상적으로 생각 다 하고 하는데, 계속 멍하니까 또 다시 불안해요. 혹시 이러다 기억을 잃어버리는 건 아닐까, 내가 제대로 행동하는 건 맞나, 현실이 맞는지 확인까지;;
 지나친 건강염려는 또 스트레스를 유발한다는 사실을 잘 알기에 신경 쓰지 않으려 했지만, 그게 안 돼요. 심장의 화가 이제 머리로 옮겨갔나 싶기도 하고... 병원 선생님은 이런거 엠알아이 찍어봤자 멀쩡하다고, 홧병이 아직 다 안나아서 그런거라 하시네요.
 계속 한약먹고, 치료받고 있어서인지 점차 좋아지는 것 같긴 한데요, 아직도 문득문득 갑자기 미칠것 같은 느낌이랄까... 머리 속 생각이 넘 많아서 미칠것 같은 느낌...? 암튼 그러면서 불안해하곤 해요. 밖에 나가기도 겁나고, 혼자 있기도 무섭고...
 그냥 이런저런 증상들 무시하려 노력하고 한약 먹고 그러다 보면 나아질까요? 불안해하기 이제 정말 지긋지긋하고 싫거든요. 저 좀 도와주세요--

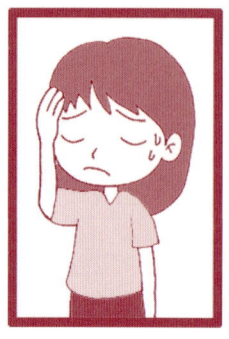 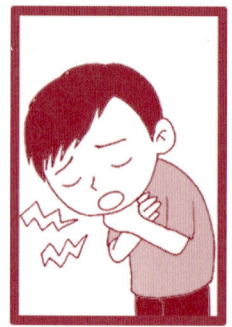 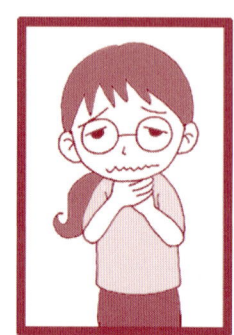

2. 동병상련

우선 세 명의 홧병 동지 요청만 실었지만, 이렇게 절박하게 호소하면서 도움을 요청하는 홧병 동지들이 얼마나 많은지 모른다. 어떤 정신과 의사가 "모든 사람이 잠재적 신경증환자다."라고 말했듯이 수많은 사람들이 이런 신경증적 증상 때문에 괴로워하고 있다. 신경증의 고통은 앓아본 사람만이 안다. 말로 결코 표현이 안 되는 신경증의 고통이지만, "사는 것이 지옥이다."라고 하면 조금 이해가 갈까. 지옥 같은 고통 속에서 하루하루를 사는 것, 그것이 홧병을 앓는 사람들의 생활이다.

고통이 크면 벗어나고자 하는 욕망도 간절하다. 하지만 대부분의 홧병환자들은 5년, 10년 혹은 20년 거미줄에 걸린 것처럼 벗어나지 못하고 살아간다. 과연 벗어날 방법은 있는 것인가? 결론부터 말하면 벗어날 방법이 있다.

신경증으로 고통을 받는 사람들을 볼 때마다 개미지옥에 빠진 개미가 연상된다. 두려워서 도망가려 할수록 명주잠자리 애벌레의 분발을 유도해서 오히려 점점 더 끌려들어간다. 탈출의 가능성을 높이려면 잠시 제자리에 서서 상황을 면밀하게 검토해 볼 줄 알아야 한다. 신경증도 마찬가지다. 잘 살펴서 원인과 결과에 대한 충분한 이해가 먼저 이뤄진다면 탈출 방법을 찾는 것도 어렵지 않다.

 오늘날 스트레스가 대부분의 질병과 연관 있다는 사실은 상식처럼 알려져 있다. 병이라 불리는 질환가운데 약 70-90%가 스트레스가 원인이고, 특히 성인병은 100% 스트레스 때문에 발생한다.(〈뇌내혁명〉) 홧병이란 용어는 쓰는 사람마다 차이가 있긴 하지만, 보통 '화나서 생기는 병'이란 의미다. 그리고 화나는 건 스트레스 때문이니까, 홧병은 곧 스트레스가 원인인 질병을 말한다. 신경증은 대표적인 홧병의 하나며, 이렇게 볼 때 홧병에 속하는 사람은 어마어마하게 많다.

 이제부터 이 사람들(앞에 3명의 동지를 포함해서)을 홧병동지(同志)라고 부르려 한다. 동지란 '뜻이 같은 사람'이니, 홧병 극복의 의지를 함께 공유했다는 말이다. 본인은 이십여 년 홧병으로 고생하며 살았기 때문에 동지가 될 자격이 있다. 불면증으로 잠을 못 이룬 다음날, 졸며 운전하다 다리에 떨어져 죽다 살아나기도 하고, 그러고 나서 한 동안 아무 일도 못하고 쉬었으며, 직장에 복귀한 뒤로도 오랫동안 일에 전념할 수 없었다. 또 홧병을 극복하기 위해 병원정신과, 한약복용, 종교생활, 기공수련 등 생각할 수 있는 갖가지 치료방법을 누구 못지않게 다 경험해 보았다.

 오랜 모색이 다행히 성과가 있어서 5년 전부터 급격한 호전을 경험했고, 모든 약과 치료를 더 이상 필요로 하지 않게 되었다. 지금은 홧병이라고 부를 만한 증상이 없다. 신체적인 면에서도 최근의 건강검진에서 전 항목 정상 판정을 받았다. 홧병에서 벗어나는 방법이 분명히 존재한 까닭이다.

 하지만 심할 때는 위에 소개한 세 명의 동지들과 같은 고통, 아니 그 이상의 고통을 겪었다. 그 힘들었던 시간을 회상하면 홧병동지들에게 무한한 동병상련의 감정을 느끼지 않을 수 없다. 그리고 그 지옥의 불구덩이 같았던 홧병에서 탈출할 수 있었던 경험을 이야기해야 된다고 생각한다. 다음(daum.net)의 '홧병해결' 카페에서 그간의 경험을 활용하여 조언한 결과,

도움이 되었다는 동지들이 많았기에 용기를 내어 책을 출판해 본다.
 늘 하는 말이지만, 방향만 올바르게 잡고 한 발 두 발 걷다보면 언젠가 목적지에 도달하는 법이다. 홧병을 이해하고, 자신이 해야 할 일을 실천하는 사람은 틀림없이 호전된다. 운이 좋은 경우는 단 한 번의 대화만으로 홧병에서 벗어난 사람도 있다. 개미지옥에 빠진 개미가 약간의 풀뿌리만 붙잡을 수 있어도 탈출하는 것처럼, 초기 홧병은 생각만 약간 고쳐도 탈출할 수 있다.
 홧병에서 개미지옥에 해당하는 건 홧병동지 여러분의 '마음'이므로, 오래된 홧병일지라도 그 마음만 놓아버릴 수 있다면 대단히 빠르게 호전된다. 문제는 자신이 무엇에 붙들려 있는지 분명히 자각하는 것이다.
 보통 스트레스 증상을 걱정하고 두려워하면 몸부림치는 개미가 더욱 미끄러 떨어지듯이 절대로 벗어날 수 없는 신경증의 포로가 된다. 하지만 이 치를 빨리 파악해서 증상을 두려워하지 않으면 지나가는 바람처럼 절로 증상이 소멸된다. 따라서 스트레스 증상이 함정이라면, 두려움과 공포는 개미지옥의 잠자리 애벌레다.
 아무튼 여기서 우선 강조하고 싶은 건 "홧병은 치료하는 방법이 있다." 그리고 "실천만 하면 틀림없이 낫는다." 겸해서 "치료되면 완전히 정상으로 회복한다."는 말이다. 내가 그 방법으로 낳았고 또 많은 사람들이 그 방법으로 낳았으며 낳은 뒤에 검진을 받아보니 모든 신체가 정상이었다.

3. 책을 읽는 법

 홧병에 대한 이야기를 다 늘어놓자면 한도 없겠지만, 책값도 비싼 요즘 페이지 수도 줄이고, 읽기도 간편하게 하기 위해서 가능한 간략하게 책을 꾸미기로 하였다. 2001년에 처음 발간한 책은 이것저것 담다 보니 페이지 수가 많아지고, 덕분에 출판비도 많이 들고, 책값이 비싸진데다, 읽으려 하니 머리가 더 아파진다는 평도 들었다.

 우선 첫머리에 가장 시급한 홧병 대처법을 간략히 소개하여 책을 읽는 중에도 실천할 수 있도록 하고, 다음에 홧병의 원인과 발생과정, 스트레스 및 이와 관련된 성격의 이해, 이러한 이해를 바탕으로 제시되는 치료법, 그리고 마지막에 마음을 가라앉혀주는 이야기 한 다발을 싣도록 한다.

 '이야기'는 일본 선가(禪家)의 이야기를 묶어 논 〈禪話九十一則〉인데, 이를 읽어본 사람들이 많이 도움 된다고 해서 다른 내용을 희생하더라도 이를 싣기로 하였다. 책을 읽다가 지루하면 뒤로 먼저 돌아가 이야기들을 하나씩 읽어주기 바란다. 이 이야기들 속에 본 책에서 주장하고 있는 홧병해결의 원칙들이 녹아들어 있다고 생각한다. 그러니 가능하면 하나의 이야기를 읽으면 그것이 본 책의 어느 부분과 관련이 있는지 생각해 주면 좋겠다.

 〈선화구십일칙〉의 일부 이야기는 어릴 적 아버지한테도 들었던 익숙한 이야기로 구성되어 있다. 어떤 이야기는 심오한 깨달음을 주는 반면, 어떤 이야기는 실없는 소화(笑話)에 불과하기도 하다. 하지만 어느 것이나 가슴을 시원하게 뚫어주던가 유쾌한 기분을 조장해 주기 때문에 모두 한 번씩 읽어볼 가치가 있다.

4. 우선 이렇게 하자.

 홧병 동지 여러분, 다음과 같은 마음의 준비를 가지고 책을 읽어주기 바란다.

1) 홧병을 두려워하지 말자.

 동지들이 지금 얼마나 많고, 얼마나 큰 고통을 겪고 있든 간에 방법만 알면 완전히 낫는 병이 홧병이라는 것. 그러니 지금 동지들이 가지고 있는 홧병에 대한 대부분의 걱정은 사실과 맞지 않는 쓸모없는 걱정이라는 점.

더욱이 애초에 홧병은 스트레스를 빨리 해소하지 못해서 생기고, 설상가상 홧병을 잘 못 이해함으로서 더 심하게 만든 만큼, 동지들 스스로가 고통을 자초한 면이 많다는 점이다. 홧병의 책임은 전적으로 동지들에게 있다. 또 낫는 것도 동지들한테 달렸다.

홧병에서 완전히 탈출하기 까지 많은 노력이 필요하지만, 그 중에서 가장 중요하고 시급한 것은 홧병에 대한 공포를 버리는 것이다. 특히 신경증은 거의 전적으로 공포 때문에 발생하고 악화된다.

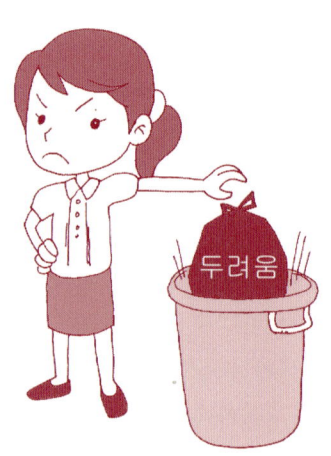

신경증은 본래 일상적이면서 심하지 않은 스트레스 증상을 두려워하기 때문에 발생하고, 두려움은 다시 증상을 악화시켜 마침내 감당할 수 없는 공황에까지 치닫는 홧병이다. 만일 두려움만 버린다면 홧병은 그다지 큰 장애가 되지 않는다. 이건 정말 틀림없는 말이니까, 지금 마음속에 있는 불안을 빨리 내던지기 바란다.

2) 홧병, 알면 고친다.

만일 지금까지 수많은 방법을 쓰고, 수많은 약을 먹었는데도 호전이 없다면 그 이유는 뭘까. 홧병을 잘 못 이해하고, 잘 못된 방법을 사용했다는 거 아닐까? 두려움을 버리려 해도 버려지지 않는 이유도 홧병에 대해서 잘 모르기 때문이다. 알고 나면 홧병처럼 허황한 두려움도 없다.

홧병의 두려운 마음은 어릴 적 들었던 옛 이야기를 생각나게 한다. 시골의 한 주정꾼이 얼큰하게 취해서 고개를 넘고 있자니까, 산기슭에서 머리를 산발한 소복여인이 '이리 오너라, 이리 오너라'하고 손짓을 하더란다. 끝려가면 안 될 것 같아 이 사내는 '안 가요, 안 가요'하면서 손을 훼훼 내둘렀다. 아무리 안 간다고 해도 여전히 '이리 오너라' 손짓을 멈추지 않아 사내는 꾸준히 '안 가요'하면서 거부의 몸짓을 계속하였다.

얼마나 오래 버텼는지 마침내 날이 밝고 동네사람이 새벽길을 가다 손을 휘저으면서 헛소리를 하는 주정꾼을 보았다. '당신 무슨 일이요?'하고 물으니 '저기 소복 입은 귀신이 나를 홀리려 해서 지금 버티고 있는 중이오'라고 대답한다. 이 말에 동네사람이 보니 하얗게 핀 억새꽃 무리가 바람에 일렁이고 있었다고 한다.

밤새 도깨비랑 씨름하고 나서 새벽에 보니 빗자루였다는 이야기도 많다. 사람들은 사물을 잘 못 인지하는 경우가 많아서 왕왕 귀신이나 호랑이, 혹은 어떤 무서운 존재라 오인하지만, 알고 보면 참말로 시시한 것, 걱정할 필요가 전혀 없었다는 것이다.

홧병도 이와 비슷하다. 몇 가지 사실만 가지고 큰 병이라고 오인하는 점, 알고 나면 홧병처럼 시시한 병도 없다는 점, 이런 것들이 도깨비 이야기랑 아주 닮은 구조를 가지고 있다. 그러니까 동지들은 무엇보다도 정신을 바짝 차려서 자신이 마주 대하고 있는 것이 무엇인지 찬찬히 알아 볼 필요가 있다.

그래서 홧병에 대해 많은 걸 알아둘 필요가 있다. 홧병에 대한 지식은 동지 여러분을 두려움으로부터 구해내고, 홧병에서 벗어나는 방법을 익히게 할 것이다. 알고 나면 별거 아니다. '자라보고 놀란 가슴 솥뚜껑 보고 놀라'지만, 잔잔히 살펴서 솥뚜껑인줄 알면 놀랄 일이 선혀 없는 법이나.

3) 유혹을 견뎌내라.

홧병이 생기고, 홧병에서 벗어나지 못하는 것은 동지들이 가지고 있는 '욕구' 때문이다. 무언가를 얻고자 하는 마음이 충족되지 않아서 분노하고, 아쉬워하고, 불안해하고, 이뤄지지 않을까 조급해 하기 때문에 홧병이 생긴다.

　홧병에서 벗어나려면 당연히 욕구를 적절히 다룰 줄 알아야 한다. 어떤 욕구는 깨끗이 버려야 하고, 어떤 욕구는 적절히 충족시켜 줌으로서 해소시켜야 한다. 만일 포기하지 못하고, 충족시키지도 못한 채 오랜 세월을 보내면 여러분은 홧병의 초대장을 받은 것과 마찬가지다.

　마음이 평안하려면 잘 포기할 줄 알아야 하고, 행복함을 맛보려면 잘 충족시킬 줄 알아야 한다. 우리는 적당히 포기하고, 적당히 충족함으로서 평안과 행복을 누릴 수 있다. 포기할 줄 모르면 언제나 마음이 분주하고, 충족할 줄 모르면 인생의 재미란 있을 수 없을 것이다.

　충족과 포기 중에서 특히 포기가 어려운데, 홧병은 종종 어느 욕구도 포기하지 못할 때 발생하기 때문이다. 그러므로 포기를 배우는 것은 홧병에서 벗어나는데 중요한 문제가 된다.

　예전 이야기 중에 다시 하나. 젊은이가 도를 배우기 위해 산에 들어가 스승을 찾았다. 스승이 가르쳐 준대로 도를 닦고 있자니, 온갖 마귀가 나타나 마음을 혼란스럽게 한다. 요염한 여인의 모습으로 나타났다가, 사나운 호랑이로 나타났다가, 예전에 싸웠던 미운 사람으로도 나타난다. 이 모든 마귀의 위협과 유혹에 견딘 후에 비로소 도를 완성하게 된다.

　홧병에서 탈출하는 것도 마찬가지다. 동지들의 마음속에 있는 요염한 여인과 무서운 호랑이와, 상처처럼 남아있는 과거의 쓰라린 기억들에게서 마음이 자유로워질 때 홧병은 사라진다. 지금 분명하게 느끼고 있는 고통을 어떻게 생각지 않느냐고 질문하는 동지들이 많았다. 어떻든 그 고통은 동지들이 만들어 낸 고통이며, 욕구를 다스리면 사라진다는 걸 이해하고, 그 고통에 마음이 끌려가지 않도록 해야 한다. 마치 호랑이의 위협에도 수도를 계속하듯, 동지들을 괴롭히는 홧병 증상에도 두려운 마음이 없어야 한다. 그래야 낫기 때문이다.

　이상 세 가지로 나누어 쓰긴 했지만 결국은 하나다. '두려워하지 말라.'

두려움만 버린다면 동지들은 오늘 밤 깊은 잠을 잘 것이며, 불안한 마음이 없어질 것이다. 그리고 나서 편한 마음으로 이 책을 읽어보자. 그러면 홧병에 대해서 알아야 할 중요한 지식들을 이 책에서 얻을 수 있을 것이다. 알면 두렵지 않다. 고치는 방법도 익히게 된다.

2장. 홧병이란 무엇인가?

가뜩이나 복잡한 머릿속인데, 잡다한 이야기로 동지들의 머리를 더 혼잡스럽게 만들고 싶지 않기 때문에 가능한 필요한 말만 추려서 간단히 적으려고 한다. 그럼에도 불구하고 자꾸 길어지는 문장은 그동안 동지들에게서 받았던 질문에 대한 대답이기 때문이다. 즉 홧병에 대한 대답이기 때문에 반드시 읽어볼 가치가 있는 글들이라 생각되는 것을 적은 것이다.

하지만 "다 귀찮다! 빨리 요점만 밝혀다오!"하는 동지라면, 각 장절의 서두에 굵은 자체로 되어 있는 요약문만 읽기 바란다. 이것만 읽고도 충분히 이해할 수 있으면 굳이 본문을 읽지 않아도 된다. 본문은 요약문에 대한 진일보 해설이거나 연관 지식을 가능한 줄여서 쓴 글이다. 혹 반대로 본문만으로 성이 안찬다는 분이 있으면 연관서적을 구해서 읽어주면 될 것이다.

1. 무슨 병을 홧병이라 하는가?

홧병은 '화가 많이 나서' 혹은 '화를 오래 참아서' 생기는 병이다.
스트레스 때문에 화가 나므로, 홧병은 곧 스트레스성 장애나 질병을 말한다. 스트레스성 장애와 질병은 신경증(神經證)과 심신병(心身病)으로 나눌 수 있다.

홧병 혹은 화병(火病)이란 말은 사용하는 사람에 따라서 뜻이 조금씩 다르다. 홧병은 화병(火病)의 의미지만, 화병(花瓶)과 구분하기 위해 홧병이라고 표기한다.

서양의학 정신신경과 의사가 홧병이란 말을 사용한다면 "한국민속 증후군의 하나인 분노 증후군으로 설명되며 분노의 억제로 인하여 발생한다. 증상으로는 불면, 피로, 공황, 임박한 죽음에 대한 두려움, 우울한 기분, 소화불량, 식욕부진, 호흡곤란, 빈맥, 전신동통, 및 상복부의 덩어리가 있는 느낌을 가지는 증후군……"이라는 좀 어려운 의미이기 쉽다. 민속증후란 사회적 습관이나 풍속과 관련된 증후라는 뜻, 이를테면 한국인의 의식 속에 자리 잡고 있는 가부장적 유교의식이나 권위주의 때문에 분노를 억제해야만 하는 상황에서 발생하는 증후일 수도 있다.

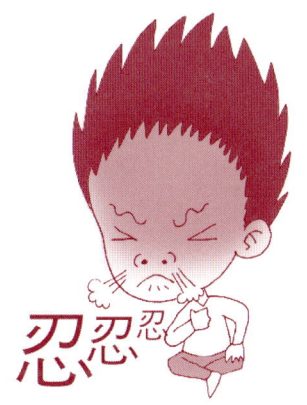

하지만 동양의학 서적에 화병(火病) 혹은 화(火)란 말이 등장한다면, 이는 자연의 화(火)로 인한 열성질환 혹은 화(火)의 성질을 가진 심(心), 소장(小腸), 삼초(三焦), 명문(命門) 등 신체 장기의 이상을 의미할 수 있다. 따라서 동양의학적 화병(火病)은 대단히 광범위한 질병을 포괄한다. 예를 들면 콜레라 장티푸스 페스트 등의 열성전염병부터, 음식 및 섭생 잘못, 과로, 스트레스 등등에 의해 발생하는 심장 및 소장, 삼초, 명문의 이상이 모두 화병에 포함된다. 삼초나 명문은 그런 게 있나보다 하고 넘어가자. 정 궁금하신 분은 본인의 다른 저서 〈동의홧병론〉을 참조하시길.

만일 일반인이 홧병이란 말을 사용하면, "화가 나서 생긴 병" "화를 참아서 생긴 병"이라는 의미이기 쉽다. 따지면 서양정신의학이나 동양의학에서 사용하는 홧병개념과 다르지만, 동양의학 화병(火病)이 의학사적으로 점차 내상화병(스트레스성 홧병) 중심으로 연구되어 갔다든지, 서양의학 홧병이 '분노의 억제가 원인'인 일종의 신경증을 의미한다는 점에서 이 세 가지는 상당부분 공통점이 있다고 할 수 있다. 따라서 앞으로 논의에서 우리는 홧병을 '화가 나서 생긴 병'이라고 정의해도 무리가 없을 것이다.

분노는 여러 가지 스트레스 반응 중 하나이지만, 사람들은 "화가 난다."는 말로서 "스트레스 받았다"는 뜻을 표현한다. 따라서 '화가 나서 생긴 병'은 곧 스트레스성 장애나 질환을 지칭한다고 간주한다. 이런 정의는 보편성이 있어서 홧병과 관련된 다른 서적을 읽을 때도 '홧병 = 스트레스성 장애나 질환'으로 간주하면 큰 무리가 없다.

스트레스 성 장애나 질환은 크게 나누면 신경증과 심신 병이므로 홧병은 곧 신경증과 심신병이다. 인류가 경험하는 모든 질병을 정신병, 신경증, 심신병, 신체병 넷으로 나눠보면, 신체병은 비교적 신체에 국한되는 질병들, 즉 사고에 의한 손상이나 약물, 독성물질, 기생충, 병원미생물 등에 의해 발생하는 신체질환을 말한다. 엄밀히 생각하면 단순히 신체적인 질환이란 있을 수 없고, 어느 경우나 심리적 변화를 수반하기 마련이지만, 아무튼 신체이상이 위주가 되고 이를 치료하면서 질병상태가 종식되면 신체병으로 분류한다.

정신병은 정신기능에 이상이 생기는 질병이다. 대부분 감염, 사고, 뇌출혈 등 혈관장애, 치매 등 기질적인 뇌손상이 원인인 점에서 신경증과 확연히 다르다. 신경증 동지 중에 간혹 정신병이 되는 게 아닌가 걱정하는 사람이 있는데, 신경증과 정신병은 본질적으로 다른 병이니까 그런 걱정은 아주 쓸데없는 일이다.

"병이 있는데도 없다고 생각하면 정신병, 병이 없는데도 있다고 생각하면 신경증"이란 말이 있다. 정신병 환자는 환상과 현실을 구분하지 못하여 자신이 나폴레옹이라고 주장하기도 하고, 정신이상이 있어도 그 사실을 자각하지 못한다. 반면에 신경증 동지들은 신체가 건강한 상태임에 불구하고 심각한 이상이 있다고 생각하는 경우다. 의사나 가족이 보기엔 멀쩡한데 늘 이상을 호소하고, 병원과 한의원 민간요법사 등을 시장 다니듯 번갈아 다닌다. 그리고 신경증 동지들은 현실과 환상을 혼동하지 않으므로 "내 귀에 도청장치가 들었다"는 말은 하지 않는다.

심신병은 스트레스가 원인(心)이 되어 신체적 이상(身)이 발생한 경우다. 고혈압 당뇨 암 등이 대표적인 심신병이다. 혈압과 혈당이 높다든지, 갑상선이 커져 있다든지, 이상조직이 증가한다든지 등의 명백한 신체 이상이 있고, 이런 신체이상을 치료하는 법이 확립되어 있다는 점에서 신경증과 구분한다. 하지만 신경증과 심신병의 경계가 명확하지 않아서, 틱이나 과잉행동증후처럼 명백한 신체이상을 확인할 수 없는 경우도 심신병으로 분류한다. 즉 신체의 이상 유무 보다, 기능성이라도 신체장애 위주면 심신병, 정신적이고 감정장애 위주라면 신경증으로 분류한다.

신경증의 또 하나 특징은 신체증상이 기능성이란 점이다. 기능성이란 원상회복이 가능한 일시적인 장애를 말하고, 기질적이란 원상회복이 어려우며 후유증이 남는 손상을 말한다. 신체 조직의 병리적 변화가 생기면 기질적이며, 심신병은 종종 기질적 장애를 수반한다.

거의 모든 성인병이 심신병에 속하므로, "성인병은 100% 홧병에 속한다."는 어법이 있게 된다. 신경증까지 합하면 전체 환자 중에 70-90%가 이에 해낭한다.

2. 신경증

신경증 본인은 강력한 심신증상을 느끼지만 객관적인 이상을 확인할 수 없다. 불안, 분노, 우울, 공포, 히스테리, 강박 등 감정장애 위주면 신경증,

신체장애 위주면 심신병이라 한다.

 신경증은 정신병과 완전히 다르며, 따라서 신경증이 정신병으로 발전하지 않는다. 기능성 장애가 신경증의 특징이며, 회복되면 후유증이 없이 완전히 회복된다. 신경증은 성격적 문제로 스트레스를 신속히 해소하지 못할 때 발생한다.

 신경증은 노이로제(neurosis)를 번역한 말로서, 정식 병명은 아니라고 한다. 본래 신경증으로 함께 분류되던 질병들이 서로 다른 병리를 갖는 것으로 확인되면서, 각기 다른 병명을 얻어 나갔기 때문이다. 예를 들어 공황장애는 이전에 불안이 심해진 상태라고 여겼으나 전혀 예측하지 못하는 상황에서 아무 이유 없이 갑작스럽게 발생한다는 걸 확인함으로서 하나의 독립적인 병명을 얻게 되었다.

 신경증은 "정신적 또는 신체적인 강한 자각증상이 있으나 신체적 원인이 없고, 그 원인이 심리기제(心理機制)에 의해서 설명되는 기능적 질환"이라고 설명된다. 의학서적을 인용하다보니 자꾸 말이 어려워지지만 이것을 좀 더 쉽게 말하면 "과도한 스트레스 반응 때문에 생활에 지장을 받지만, 신체에 어떤 기질적 장애(신체적 손상)도 없는 상태"가 신경증이란 말이다.

 신경증의 특징은 다음과 같다.
① 정신적 장애와 신체의 기능성 장애가 함께 나타나며, 신체적 문제가 병인이 아니다. 후유증을 남기지 않고 회복된다.(기능성이다.)
② 심리적인 문제가 원인이다. 즉 개인의 감정적 체험으로부터 신경증이 발생한다고 이해할 수 있으며, 원인이 된 체험과 증상·경과 사이에는 연관성이 있다. 어떤 체험에 대한 개인의 정신적 반응은 그 체험의 성질·강도와 개인의 성격에 따라 정해진다.
③ 특유의 증상과 상태가 있다. 본인은 병이라는 생각이 강한데, 이 점은 병에 대한 자각이 없는 좁은 뜻의 정신병과 다르다. 대개의 증상은

주관적이고, 객관적인 소견은 거의 볼 수 없다.
④ 신경증에는 특유의 병전(病前) 성격이 보인다. 정서적인 성숙도가 낮고, 환경에 대해 욕구불만이나 갈등이 있으며, 그것을 적절하게 처리할 수 없는 성격 경향이다.

요약하면 성격적, 심리적 문제가 원인이며, 동지 여러분이 각가지 심신의 장애로 고통스러워 하지만, 그것을 증명할 객관적 지표는 없는 병이라는 말이다. 그래서 남편도 모르고, 며느리도 몰라주는 병이 신경증이다. 성격과 심리적 변화를 도모하여 치료할 수 있으며 치료되면 아무 후유증도 없는 것이 신경증이다.

사람은 일상생활에서 욕구를 항상 만족시킬 수는 없다. 욕구불만일 때 보통은 무의식적으로 적절하게 처리함으로써(방위기제) 심리적인 파탄을 일으키지 않는다. 하지만 신경증적인 성격의 사람은 욕구불만에 대한 저항이 약하고 파탄에 직면하면 불안해진다. 불안을 건전하게 해소할 수 있는 방위기제보다, 신경증적 방어라고 불리는 병적 방어기제(예를 들어 억압·대상·전환·해리·합리화·치환·복원 등)를 택하게 되어 신경증으로 진행하게 된다. 예를 들면 불만이 있을 때 이를 무의식적으로 억압하지만 억압된 불만이 전환기제에 의해서 신체증상으로 발현된다. 요컨대 신경증은 욕구좌절에 대한 부적절한 반응이다.

신경증을 보통 다음과 같이 나누기도 한다.

1) 불안신경증

불안, 즉 뚜렷한 이유가 없이 생기는 막연한 두려움이 주증상이다. 불안은 동계(動悸)·호흡촉진·숨참·흉내고민·요의빈삭·저림 등의 자율신경증상과 긴장감·무력감을 수반한다. 이들 증상이 발작적으로 일어나는 불안발작에서는 종종 죽음의 공포가 따른다. 이러한 증상들이 또 일어나지나 않을까 하는 마음에서 불안(예기불안)하게 되어 외출도 할 수 없고, 자동차나 기차 등을 탈 수 없게 되는 예도 있다. 신체증상이 불안에 의한 것이라고 자각하지 못하고, 심장질환 등이 아닌지 의심하여 내과 의사를 찾는 사람도 많다.

2) 심기(心氣) 신경증 – 건강염려증

심신상태에 지나친 주의를 기울이고 거기에 구애되어 건강이 불완전하다는 느낌에 고민하는 것으로 심기증(心氣症)이라고도 한다. 갖가지 신체적인 고통을 호소하는 것을 볼 수 있다.

3) 강박신경증

강박사고·강박행위 등의 강박체험을 주증상으로 한다. 즉 불합리하고 어리석은 일인지 알면서도 어떤 사고나 행위를 반복하지 않고는 견디지 못한다. 무리하게 중단하면 매우 심한 불안이 생긴다. 문단속이나 그 밖의 뒤처리를 몇 번이나 확인하지 않고는 견디지 못하는 예와 손 씻기를 반복하는 예 등이 있다. 강박사고가 특정 대상에 집중되어 있는 것을 공포증이라고 하며, 불결공포·첨예공포·광장공포·고소공포·질병공포·대인공포 등이 있다. 공포증은 공포신경증이라 하여 독립된 유형으로 취급되는 수도 있다.

4) 이인신경증(離人神經症)

자기 행동이나 감정의 현실감이 상실되어 자기 신체와 외계에 대한 변화감·소원감이 생기고, 그 때문에 불안·초조감이 따른다.

5) 억울신경증

신경증성우울병이라고도 한다. 억울한 기분을 주증상으로 하고, 비애감·

절망감·염세감 등이 따르며 무기력하게 되어 외계에 대한 흥미가 감퇴한다. 불면·식욕부진·동계 등의 신체 증상을 수반하는 경우도 있다.

6) 신경쇠약

지속적인 긴장과 갈등에 의한 피로감을 주증상으로 한다. 피로감·주의집중곤란·초조감·기억력저하·정신작업능력저하 등의 정신증상과, 불면·두통·식욕부진·진전(振顫) 등의 신체증상이 있다.

7) 히스테리

무의식의 갈등과 욕구불만이 증상 형성에 의해서 해소된다고 하는 질병도피의 메커니즘을 가진다. 환자는 증상 형성에 의해서 불안으로부터 도피할 수 있는 것과 동시에 주위의 동정과 관심을 얻을 수 있다. 심적 갈등이 신체증상으로 전환되는 경우와 의식 속의 어떤 부분이 분리되어 다른 인격으로 되는 경우가 있다. 신체증상으로서는 감각장애와 운동장애가 있으며, 감각장애에는 무감각·시력장애·청력장애 등이 있고, 운동장애에는 운동마비·서거나 걷지 못하는 것·말하지 못하는 것·경련 등이 있다. 정신증상으로서는 건망·몽롱상태·위치를 알지 못하는 것 등이 있다. 신체증상은 해부학적·생리학적인 원칙과 일치하여 이해할 수 없는 경우가 많다. 증상에는 연기적인 면이 있으며, 특히 사람 앞에서는 과장이 심하고 외부 암시의 영향을 받기 쉬우나 꾀병은 아니다.

3. 심신병

심신병은 마음이 몸을 괴롭혀서 생긴 병, 따라서 마음을 고쳐야 몸도 고쳐진다. 어떤 심신병이 발생하는가는 체질적 차이에 기인한다.

신경증에 비해서 약물의 효과를 더 많이 기대할 수 있다. 하지만 마음을

고쳐야 완전히 낳는다. 마음을 고치면 난치병이 쉽게 낳는다.

　마음 때문에 몸에 문제가 생긴다고 해서 심신(心身)병이라 한다. 주로 마음의 문제에 머무르는 신경증과 그 이름에서 차이를 느낄 수 있다. 불안이나 우울, 분노, 공포 등은 일상적으로 나타나는 감정이며, 항상 몸의 이상을 일으키는 건 아니지만, 그 강도가 몹시 강하거나 오래 지속되면서 중첩되어 점차 높은 강도로 이행하면 마침내 신체에 이상을 일으킨다. 이렇게 생긴 신체적 문제가 주요 치료대상이 되면 심신병이다.

　심신병의 특징은 다음과 같다.
① 몸과 마음의 이상이 있으며, 신체적 문제가 병인이 아니다. 이점은 신경증과 같지만, 다만 몸의 이상이 주요 치료대상이 되며, 때로 기질적 신체이상도 있다는 점이 신경증과 다르다.
② 주로 이상이 몸에 나타나긴 하지만 원인을 찾아보면 늘 심리적인 문제를 확인할 수 있다. 따라서 감정적 체험으로부터 심신병도 발생한다고 이해할 수 있으며, 감정적 변화와 증상·경과 사이에는 연관성이 있다. 어떤 체험에 대한 개인의 정신적 반응은 그 체험의 성질·강도와 개인의 성격에 따라 정해진다.
③ 감정적 장애와 더불어 객관적인 소견도 확인된다. 의사나 가족이 확인할 수 있는 신체적 증상이 있다.
④ 심신병에도 특유의 병전(病前) 성격이 있다. 정서적인 성숙도가 낮고, 환경에 대해 욕구불만이나 갈등이 있으며, 그것을 적절하게 처리할 수 없는 성격이 있으면 심신병도 발생할 확률이 높다. 많은 학자들이 심신병과 성격과의 관계를 연구하였다.
⑤ 성격 중 일부가 유전된다는 점에서 신경증도 유전과의 관계가 전혀 없는 것이 아니지만, 심신병은 질병 종류에 따라 독특한 유전경향이 인정된다. 부모가 고혈압이거나 당뇨인 경우 자식이 같은 심신병에

노출될 확률이 급격히 높아진다. 암은 유전성이 인정되지 않지만, 암 발생의 원인이 되는 면역기능 문란은 유전적 특성일 가능성이 높다.

요약하면 마음의 문제가 원인이라고 확인할 수 있는 신체이상이 심신병이라는 말이다. 마음이 문제이므로 성격과 깊은 연관성이 있다. 다만 동일한 마음의 문제에도 사람에 따라 여러 심신병 중에 어느 병이 발생하느냐는 유전적 체질의 영향이 있는 것으로 생각된다. 즉 심신병은 스트레스와 취약한 체질이 합쳐서 생겨나는 문제다. 홍수가 지면 약한 둑이 먼저 터지는 것처럼 스트레스 상태에서 취약한 장부기능이 먼저 병리변화를 겪는다고 보면 될 것 같다.

이 때문에 신경증에 비해서 심신병은 약물치료의 효과를 더 많이 기대할 수 있다. 체질적 약점을 한약과 같은 약물이 보완해 줄 수 있기 때문이다.

심신병에 속하는 질병들은 다음과 같다.
① 심혈관계 : 본태성고혈압, 본태성저혈압, 협심증, 만성심동과속, 부정맥, 신경성순환장애, 레이니에씨병, 긴장성적혈구증가증 등
② 소화기계 : 소화성궤양, 궤양성결장염, 과민성결장염, 신경성구토, 구역, 신경성거식증, 분문경련, 유문경련, 과민성 대장증후, 직장자극종합증, 습관성변비 등
③ 호흡기계 : 기관지천식, 과호흡증후군, 심인성호흡곤란, 신경성해수, 알러시성비염 등
④ 신경계 : 편두통, 긴장성두통, 자율신경실조증, 간질, 심인성지각이상 등
⑤ 내분비대사계통 : 갑상선기능항진증, 당뇨병, 에디슨씨병, 뇌하수체기능쇠퇴증, 비만 등
⑥ 비뇨생식기계 : 임포텐스, 조루, 알러지성방광장애, 심인성배뇨장애, 신경성야뇨증, 유주신 등

⑦ 근골격계 : 전신성근육통, 류마치스성관절염, 경련성사경(斜頸), 얼굴근육경련, 서경(書痙), 척추과민증, 경견완종합증 등
⑧ 피부과 : 전신소양증, 국부소양증(항문소양증, 외음부소양증), 신경성피부염, 다한증, 만성담마진, 만성습진, 건선, 원형탈모증, 백전풍, 좌창 등
⑨ 산부인과 : 통경, 생리이상, 기능성자궁출혈, 심인성폐경, 월경전긴장증, 갱년기종합증, 여성성기능장애(성감결핍, 성욕감퇴, 기능성질경련), 습관성유산, 심인성불임증 등
⑩ 소아과 : 야뇨증, 속발성제복통(續發性臍腹痛), 신경성거식, 야경(夜警), 심인성발열, 기립성조절장애, 이식(異食), 소아 다동증(多動證) 등
⑪ 외　과 : 심인성동통, 장유착, 전도종합증, 다차(多次)수술종합증 등
⑫ 이비인후과 : 메니엘씨종합증, 인후부이물감, 심인성발음장애, 히스테리성실음(失音), 이명(耳鳴), 이농(耳聾), 차멀미 등
⑬ 안　과 : 녹내장, 안정피로, 안근경련, 중심성시망막염 등
⑭ 구강과 : 특발성설통, 만성재발성구강궤양, 구취, 타액분비이상, 저작근경련, 하악관절문란종합증 등
⑮ 기타전신성질병 : 자가면역질환으로 홍반성낭창, 피근염, 경피증, 결절성동맥주위염, 암 등

이상 심신병 명단을 훑어보면 느끼겠지만, 좀처럼 치료에 반응하지 않는 아주 골치 아픈 병들만 어찌 그리 모아놨는지 신기하게 보이는 게 심신병이다. 그도 그럴 것이 심신병은 마음이 문제고, 마음을 고치지 않으면 낫지 않기 때문이다. 고혈압으로 약을 먹기 시작하면 죽을 때까지 먹어야 한다고 하지만 즐겁게 지내다 보니 어느새 나았다고 하는 것처럼 말이다. 심신병 치료의 핵심 - 마음을 고치는 것 - 을 알면 심신병 치료도 불가능한 건 아니다. 통계적으로도 10% 정도의 고혈압 환자는 약을 먹지 않고도 치료되

며, 암환자가 기도나 정신수련을 통해 완치되는 예도 그렇게 드물지 않다. 그러니 심신병 홧병동지들도 이점을 잘 파악하고, 무작정 약만 먹기보다 마음을 고치는데 전력하기 바란다. 길이 있으니 잘 찾아서 따라가기만 하면 된다.

4. 홧병의 원인

홧병의 원인은 스트레스다.
적절한 방법으로 마음을 고치려 해야 성공한다.

홧병의 원인은 두 말할 나위 없이 '화를 내기 때문'이다. 화만 안내면? 당연히 홧병도 없다. 고요한 마음만 유지할 수 있으면 70-90%에 이르는 질병과 장애를 겪지 않아도 되니, 고요한 마음이야말로 홧병을 피하는 비결이며, 건강한 삶, 행복한 삶의 핵심문제다.

홧병이 있으면 병도 병이지만, 무엇보다 즐겁지 못한 마음, 불쾌하고 괴로운 감정 때문에 인생이 지옥으로 변한다는데 더욱 큰 문제가 있다. 홧병을 벗어버리면 그 순간 인생이 천국으로 변하니까, 구원은 다름 아닌 화내지 않는 마음에 있는 것이다. 그런데 화내지 않고 고요한 마음을 갖는 것은 누가 시켜서 될 일이 아니요, 오직 동지들이 스스로 마음을 고쳐먹을 때 가능하다.

마음을 바꾸는 방법이 대개 두 가지가 아닌가 한다. 하나는 '선하고 의로운 절대자에게 귀의'하여 '수고하고 무거운 짐을 다 내려놓는 것'이고, 또 하나는 마음을 잘 이해하고 수련함으로서 뿔난 송아지처럼 날뛰는 욕구를 길들여 순하게 만드는 방법이다. 첫 번째 방법을 좋아하는 사람은 교회로 갈 것이고, 두 번째 방법을 좋아하는 사람은 이 책을 다 읽은 다음에 노장(老莊)이나 불교를 공부하면 더 좋을 것이다.

본인의 경험에 의하면 소위 먹물 든 복잡한 머리, 논리적이고 따지기 좋아하는 사람에겐 두 번째 방법이 좋고, '보지 않고도' 의심 없이 믿어버릴 수 있는 사람이라면 첫 번째 방법이 좋다. 첫 번째 방법은 쉽고 즉각적이며, 두 번째 방법은 상당한 기간 많은 노력을 기울여야 성공한다. 하지만 '겨자씨만한 믿음도 얻기 어려운 게' 첫 번째 방법인데 비해, 열심히만 하면 크게 성공할 수 있다.

믿는 다는 것은 주관적으로 세상을 해석한다는 걸 말한다. 하지만 주관은 본래 욕구포기에나 적당하지 욕구충족에는 불리한 법이다. 아무리 '밋습니다!' 외쳐도 밥이나 빵이 절로 생기는게 아니지 않은가. 하지만 마음을 잘 이해하고, 주관과 객관 모두를 적절히 사용하여 욕구를 다스린다면 훨씬 좋지 않겠는가. 모든 면에서 당연히 두 번째 방법이 좋다고 본다.

이제부터 홧병의 원인이 되는 스트레스와 홧병 발생과정, 그리고 홧병을 고치는 방법이 어떤 것인지 논해 본다.

3장.
홧병의 원인, 스트레스

홧병은 스트레스가 누적되어 발생한다. 특히 신경증은 두말할 것 없이 스트레스가 원인이고, 심신병은 스트레스와 신체적 약점이 결합하여 발생하지만, 스트레스가 주요 원인이라는 점은 마찬가지다. 그러므로 홧병에서 해방되려면 먼저 스트레스를 잘 이해해야 할 것이다.

1. 스트레스의 의미

스트레스는 욕구가 좌절될 때 나타나는 심신의 반응이다.

스트레스란 용어처럼 세상에 출현한지 한 세기도 안 되어 수많은 사람이 자주 사용하는 말도 드물듯하다. 오늘날 남녀노소를 막론하고 "스트레스 받는다."고 말하면 다들 알고 있으니까. 스트레스와 유사한 의미를 가진 중국말은 정지억울(情志抑鬱)이다. 감정과 의지가 억제되어 해소되지 않고 잠복한다는 뜻이다. 보통 뭔가 뜻대로 안 되서 기분이 좋지 않으면 스트레스라 한다.

스트레스란 말은 1940년내 캐나다 의사 셀리에가 쥐에게 다양한 자극을 준 결과 서로 다른 자극에도 불구하고 유사한 신체 반응이 나타나는 걸 보고, '상해(傷害)에 대한 비특이적 신체반응'이라는 의미로서 처음 사용했다.

쥐에 화학물질을 주사하거나, 혹은 차게 하거나 뜨겁게 하거나 쥐의 몸에 동일한 변화 - 부신 비대, 흉선과 림프계 수축, 위와 십이지장의 궤양 - 가 발생했던 것이다.

연구결과 스트레스는 화학물질 주사나 물리적 자극만이 아니라 심리적인 문제, 예컨대 불쾌한 일을 상상하는 것만으로도 생겨나며, 신체반응과 더불어 분노나 불안 같은 감정반응도 발생한다는 걸 알게 되었다. 그래서 스트레스란 말은 처음과 좀 다르게 변하여 '욕구좌절로 발생하는 심신의 반응'을 의미하게 되었다.

스트레스의 원인은 욕구좌절이다. 어떤 욕구든 충족되지 않으면 심신에 스트레스 반응이 나타난다. 셀리에의 쥐들은 화학물질이나 뜨겁고 찬 것 때문이 아니라 그로 인한 안전욕구의 좌절 때문에 스트레스 반응이 나타났던 것이다.

바늘에 찔리거나 한열의 자극을 피하고 싶은 안전욕구 외에 식욕 성욕 명예욕 성취욕 등 어떤 욕구라도 좌절되면 스트레스다. 사람은 동물에 비해서 더 다양한 욕구를 가지고 있으므로 스트레스의 원인도 더 다양하다고 볼 수 있다. 예절 문제로 싸웠던 조선시대 선비들이나, 교리문제로 싸웠던 중세 교인들의 스트레스는 인간이 느낄 수 있는 스트레스의 다양성을 표현하기에 부족하지 않다.

2. 스트레스 5대 증상

스트레스가 일으키는 심신의 변화를 분류하면
1. 감각신경의 활성화
2. 감정의 활성화
3. 자율신경실조
4. 내분비실조

5. 면역력저하
다섯 가지다. 이 다섯 가지 증상은 잘 알아두면 좋다.

연구에 의하면 스트레스 반응이 나타나는 과정은 다음과 같다고 한다. 어떤 일이 감각되면 이 정보가 대뇌피질로 올라간다. 대뇌는 감각정보를 기억된 이전 경험과 비교하여 그 의미를 파악하고, 의미가 파악되면 욕구에 부합되는지 아닌지 판단한다. 만일 욕구에 부합되지 않으면 '비상경계 태세'에 돌입하는데 이것이 스트레스 반응이다. 비상경계는 대뇌피질에서 발령되어 대뇌변연계를 거쳐, 시상하부를 통해 내분비계와 자율신경계에 전달된다.

이렇게 되면 셀리에의 쥐처럼 '부신이 비대해지고, 흉선과 림프계가 수축하며, 위와 십이지장에 궤양이 발생'하는 일이 생긴다. 이 반응은 인간에 있어서도 동일하다. 스트레스 상태에서 내분비계는 이화(異化)호르몬이 동화(同化)호르몬보다 많이 분비되고, 자율신경계는 부교감신경보다 교감신경이 더욱 활성화된다. 전체적인 대사항진은 면역력 약화로 이어진다.

이 같은 과정을 거쳐 나타나는 스트레스 반응을 다음 다섯 가지로 분류할 수 있다.

첫째, 감각신경의 활성화. 오감을 담당하는 뇌가 각성하여 빛이나 소리에 민감해 지는 것을 감각신경의 활성화라고 부른다. 만일 평상시 의식하지 못하던 시계초침소리에 잠을 이루지 못하거나 사소한 자극에도 자꾸 깜짝깜짝 놀란다면 감각신경의 활성화다.

둘째, 감정의 활성화. 스트레스를 받으면 처음엔 분노가 치밀고, 시간이 지남에 따라 불안이나, 우울 혹은 공포나 강박, 히스테리를 느낀다. 이러한 감정은 스트레스 상태에서만 생기므로 아무튼 화가 치민다면 스트레스를 받았다는 뜻이며, 불안감이나 우울함이 있다면 어쨌든 스트레스가 지속되고 있다는 뜻이다.

어떤 동지들은 위와 같은 스트레스 반응이 있는데도 불구하고 "나에게 스트레스는 없다!"고 우기는 일이 있는데, 스트레스 증상이 스트레스 없이 생기지 않는다. 스트레스가 없다고 우길 것이 아니라 마음을 잘 살펴서 문제된 욕구를 찾아내야 할 것이다. 이렇게 찾아내어 해소시켜주어야만 스트레스 반응이 사라진다.

셋째, 자율신경실조. 위와 십이지장의 궤양은 자율신경실조로 생기는 대표적 증상이다. 스트레스 상태가 되면 교감신경이 항진하는데, 교감신경 중의 하나인 미주신경이 항진하면 위장운동이 저하되고 위산분비가 증가하기 때문에 위나 십이지장에 궤양이 잘 생긴다. 자율신경실조 증상의 가장 큰 특징은 긴장이다. 긴장이란 전신 근육에 힘이 들어가는 걸 말한다. 위장운동이 저하되는 까닭도 내장 평활근의 긴장 때문이다. 내장평활근의 긴장은 이외에도 변비, 설사, 잔변감, 식욕부진, 구토, 위경련, 장중첩 및 장폐색 등 등의 원인이 된다.

큰 근육으로 구성되어 있는 횡격막이 스트레스로 긴장하면 원래 자리보다 상승하면서 심폐를 압박하고, 이 때문에 호흡이 얕아지며 빨라지고, 심계항진, 가슴 답답함, 숨참, 흉통, 협통, 얼굴 달아오름, 수면장애, 가위눌림 등이 발생한다. 골격근이 긴장하면 종종 목뒤의 통증, 요통, 전신의 통증 및 피로감과 불면증의 원인이 된다. 혈관평활근의 긴장은 혈관을 축소시켜 손발을 차게 만들고 혈행을 좋지 않게 만들며 혈관긴장성 두통의 원인이 된다. 생리통의 일종은 자궁의 긴장 때문에 발생하는 것으로 알려져 있다.

넷째, 내분비실조. 부신비대는 내분비실조현상 중의 하나다. 부신에서는 아드레날린이 분비되는데, 스트레스 상태에서 아드레날린이 많이 분비되어 이를 스트레스 호르몬이라고도 부른다. 아드레날린은 교감신경절에서 흥분을 전달하는 물질이기도 하기 때문에 아드레날린 분비는 교감신경항진과 동일한 증상을 나타낸다. 동공이 커지고 심장박동이 증가하며, 손발이 차지고, 위장관 운동이 저하되는 것, 간에서 포도당의 생산이 증가하는 등이 그렇다. 스트레스 상태에서는 부신과 함께 갑상선의 기능도 항진되며, 이들

호르몬의 작용과 길항적인 다른 내분비선은 위축된다. 장기적인 스트레스 하에서 인슐린을 분비하는 랑게르한스섬의 베타세포 위축이 대표적이다.

다섯째, 면역력저하. 흉선과 림프계의 수축이 면역력 저하를 의미한다. 림프구를 비롯한 백혈구와 거세포, K-세포 등 면역과 관련된 세포들의 기능이 위축되면서 질병에 대한 저항력이 저하되고, 면역질환이 쉽게 발생한다. 면역력 저하는 피로감과 무력감을 느끼게 한다.

스트레스 증상은 이처럼 명백하고 뚜렷한 심신의 변화를 수반하지만 이 변화는 원래 위기상황에 대응하여 생존하기 위한 '생리적 기능' 중의 하나이기 때문에 이 변화만으로 질병이라 보지 않는다. 또 스트레스가 해소되면 즉시 후유증을 남기지 않고 원 상태대로 회복된다.

다만 스트레스성 감정이나 신체증상이 장기적으로 계속되면서 생활에 지장을 주거나, 건강을 해칠 것이라 예상하는 경우에만 치료를 필요로 한다. 그러므로 스트레스 상태에서 질병과 건강의 경계가 뚜렷하지 않다고 하겠다. 특히 신경증의 진단은 똑 같은 증상이라도 홧병동지가 생활에 지장을 받는다고 생각하느냐 아니냐에 따라서 내려진다. 순전히 마음에 달렸다는 말이다.

이렇게 신경증은 증상이 주관적이고, 질병진단도 주관적이다. 이런 이유 때문에 홧병은 동지들의 생각(주관)과 병원진단(객관) 사이에 적지 않은 괴리가 존재하기 쉽다. 동지들이 아무리 심각하게 느끼더라도 병원에선 별 것 아니게 여길 수 있고, 그 반대일 수도 있다.

이상 다섯 가지 홧병 증상은 비교적 객관적인 현상을 말한다. 따라서 이 다섯 가지 증상을 잘 알고 있으면 자신의 증상이 홧병인지, 아니면 신체이상인지 구분하기 쉽다. 대부분의 동지들은 신체적 문제와 심리적 문제를 동시에 지니고 있지만 증상을 잘 구분하면 약물치료로서 낳을 수 있는 증상과 아닌 것, 심리적 대응으로 낳을 수 있는 것과 아닌 것을 구분할 수 있을 것이다. 스트레스 5대 증상에 관한 이해는 이래서 필요하다.

이상 5대 증상과 신경증, 심신병을 비교해 보면, 신경증은 주로 첫째, 둘째에 해당하는 감정문제가 위주인 경우이고, 심신병은 셋째, 넷째, 다섯째에 해당하는 자율신경실조와 내분비실조 그리고 면역저하가 두드러진 경우라는 걸 알 수 있다. 불안신경증은 불안한 감정이, 심기신경증은 건강에 대한 걱정이 주요 문제인 경우이고, 고혈압은 자율신경실조증이, 당뇨병은 내분비실조증이, 암은 면역력 저하가 주요문제인 경우다.

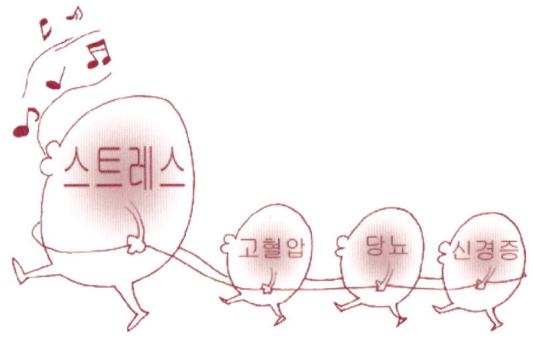

앞에서 말했듯이 동일한 스트레스를 받아도 어떤 사람은 신경증이 되고, 어떤 사람은 고혈압이나 당뇨가 되는 까닭은 성격과 체질의 차이 때문이다. 그리고 설혹 고혈압이나 당뇨의 유전적 체질을 가지고 있는 동지라 하더라도 미리 걱정할 필요가 없다. 왜냐하면 보통 스트레스 상태에서 20년 30년 무방비로 지낼 경우에 비로소 이들 병이 발생하기 때문에 이들 병이 성인병이란 칭호를 가지기 때문이다.

그러니 스트레스를 조금 받았다고 미리 당뇨나 암이 되지 않을까 걱정하는 것은 심기(心氣)증이다. 걱정할 시간에 스트레스 해소방법을 배우는 것이 올바른 대처법이다. 물론 유전적으로 심신병 경향이 있는 동지들은 특별히 해당질환을 예방하려는 노력이 필요하다.

3. 스트레스의 자가진단

모두 체크(☑)해 봅시다.

다음은 스트레스 5대 증상을 좀 더 세분한 것이다. 여기속한 증상들은 모두 스트레스가 원인이므로 그 중 하나만 해당 되도 스트레스가 있다는 말이다.

1) 감각의 활성화
☐ 시계초침소리가 거슬려서 잠을 못 이룬 적이 있다.
☐ 소리나 빛 때문에 깜짝 놀란 적이 있다.

2) 감정의 활성화
☐ 짜증이 자주 난다.
☐ 마음이 불안하다.
☐ 우울해서 재미있는 걸 모르겠다.
☐ 몸에 이상이 생겨서 걱정이 된다.
☐ 두통이나 심계항진 등의 증상이 생기는 게 두렵다.
☐ 다른 사람의 평가에 민감하다.
☐ 조용한 곳에 가만히 있는데도 마음이 안정되지 않는다.
☐ 눈물이 자주 나온다.
☐ 사람을 만나기 싫다.
☐ 어디론가 떠나고 싶다.
☐ 가족이 부담스럽다.
☐ 어떤 일이 두고두고 마음속에 걸린다.
☐ 무언가 일을 하지 않으면 불안하다.

3) 자율신경실조

- ☐ 가슴이 두근거리는 게 걱정된다.
- ☐ 목뒤가 굳거나 아프다.
- ☐ 귀 뒤가 쑤시고 아플 때가 있다.
- ☐ 자고나면 팔다리가 아프다.
- ☐ 편두통이 있다.
- ☐ 한쪽 팔이 저린다.
- ☐ 경추병이 있다.
- ☐ 손발이 더욱 차질 때가 있다.
- ☐ 신경을 쓰고 식사하면 체한다.
- ☐ 대소변이 시원하지 않다.
- ☐ 얼굴이 달아오른다.
- ☐ 움직이지 않는데도 땀이 후끈 난다.
- ☐ 잠을 깊이 자지 못한다.
- ☐ 무서운 꿈을 자주 꾼다.
- ☐ 눈이 자주 충혈 된다.
- ☐ 허리나 무릎 주위 근육이 자주 아프다.
- ☐ 혈압이 높다.
- ☐ 손발이 떨린다.
- ☐ 가슴이 답답하다.
- ☐ 가만히 있어도 숨이 가쁘다.
- ☐ 코에서 더운 김이 나온다.
- ☐ 아랫배에 힘이 없어 허리를 구부리고 앉는다.
- ☐ 가슴이 자주 아프다.
- ☐ 머리가 무겁고 맑지 않다.
- ☐ 매운 음식을 먹지 못한다.
- ☐ 손발, 겨드랑이에서 땀이 많이 난다.

- [ ] 인후에 뭔가 매달린 느낌이다.
- [ ] 위가 늘 불편하다.
- [ ] 공복에 속이 쓰리고 아프다.
- [ ] 식은 땀이 자주 난다.
- [ ] 귀에서 소리가 난다.
- [ ] 입안이 자주 마른다.

4) 내분비실조
- [ ] 생리가 불규칙하다.
- [ ] 생리통이 있다.
- [ ] 생리양이 변한다.
- [ ] 생리 전에 유방이 딴딴해지고 아프다.
- [ ] 성욕이 감소한다.
- [ ] 불감증이나 발기부전이 생겼다.
- [ ] 사타구니에 땀이 찬다.
- [ ] 갑상선이 크다.
- [ ] 당뇨가 있다.
- [ ] 자고나면 손발이나 얼굴이 붓는다.
- [ ] 손바닥과 발바닥이 화끈거린다.

5) 면역능력 저하
- [ ] 피로를 많이 느낀다.
- [ ] 의욕이 없다.
- [ ] 잠을 자도 졸리다.
- [ ] 만사가 귀찮다.
- [ ] 식사를 많이 하는데도 기운이 없다.

□ 감기를 자주 걸리거나 쉽게 낫지 않는다.
□ 알레르기 질환이 생겼다.

이상 각 스트레스 증상이 몇 개 쯤 있는 것은 신경 쓸 일이 아니다. 하지만 장기적으로 십여 개 이상의 증상이 계속된다면, 반드시 스트레스 해소에 주의해야 할 것이다.

4. 홧병의 발생

스트레스가 누적되어 긴장도가 상승할 때 홧병이 된다.
스트레스를 신속히 해결할 수 있으면 스트레스는 오히려 건강에 도움이 된다.
그러므로 스트레스해소방법을 반드시 익혀야 한다.
긴장도가 주원인이지만, 신체조건도 홧병 발생의 한 원인이다.

스트레스는 홧병의 원인이지만 적당한 스트레스는 오히려 건강에 도움이 된다. 미꾸라지를 양식하는 이민은 일부러 메기 한 두 마리를 미꾸라지 사이에 넣는다고 한다. 메기가 미꾸라지를 잡아먹기는 하지만, 이렇게 할 때 나머지 미꾸라지들이 훨씬 활기차게 움직이고 먹이도 잘 먹기 때문이다.

사람도 마찬가지다. 스트레스를 받더라도 이것을 잘만 극복하면 아무 스트레스 없이 사는 것보다 훨씬 흥미진진한 삶을 살 수 있다. '스릴을 즐긴다.'는 말이 이런 의미다. 하지만 문제는 스트레스가 잘 해결되지 않고 오래 갈 때다. 스트레스가 잘 해결되지 않으면 스트레스 반응이 점차 누적되어 강화되고, 이게 어느 수준에 이르면 일상생활에 지장을 초래한다. 이것이 홧병이다. 따라서 홧병에 걸리지 않고 살려면 무엇보다도 스트레스를 잘 해결하는 방법을 익혀야 한다.

스트레스 반응정도를 '긴장도'라고 부르면, 직접적으로 홧병의 발생을 좌우하는 것이 이 긴장도이다. 보통 홧병을 발생시킬 정도의 긴장도는 여러 스트레스가 장기간에 걸쳐 누적되어 온다. 하지만 일시적으로 강력한 스트레스가 덮쳐서 발생할 경우도 있다. 고혈압 등 성인병은 보통 장기간의 누적된 스트레스가 원인이고, 일부 암환자는 단기간에 부하되는 과중한 스트레스 때문에 이환된 경우가 많다.

1) 높은 긴장도

스트레스는 단기간에 해소되면 인체에 부담을 주지 않는다. 다음 표에서 실선으로 된 곡선은 단기간에 해소된 스트레스를 표시한다. 만일 스트레스 원인이 계속 존재하거나 성격적 결함으로 쉽게 해소하지 못하면 여러 개의 스트레스가 누적되어 긴장도가 점차 가중된다. 점선으로 표시된 곡선이 이를 표시한다.

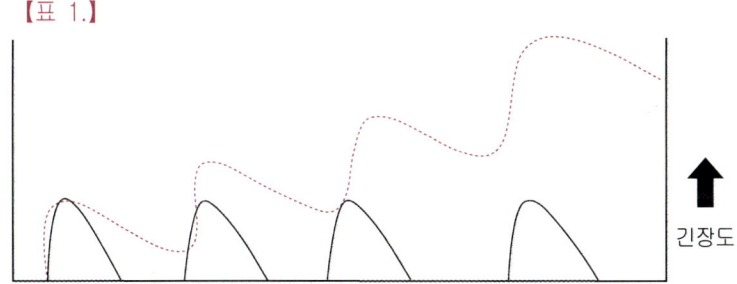

【표 1.】

이처럼 스트레스가 누적되어 일정한 긴장도까지 상승하는 것을 스트레스 질환의 '준비인자'라 부른다. 스트레스 질병이 발생될 준비가 갖추어져 있다는 말이다. 이렇게 준비된 상태에서 다시 강한 스트레스를 받으면 긴장도가【표 2.】의 점선으로 표시된 어느 수준을 넘어가버리며, 이때부터 강력한 스트레스 증상이 나타나고, 그 증상 때문에 생활의 장애를 받는다. 이렇게 증상을 유발시킨 스트레스를 '결실인자'라고 부른다.

【표 2.】

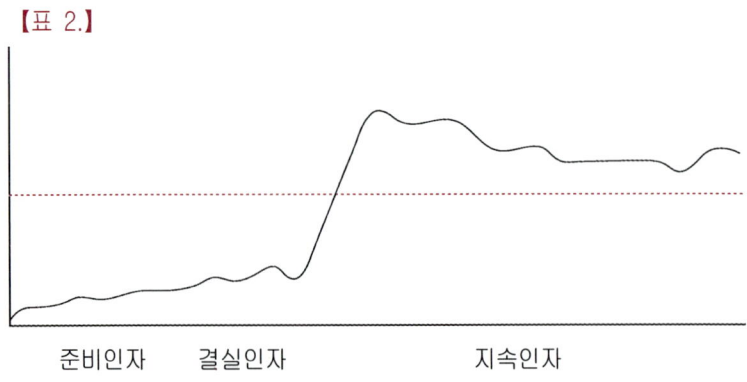

준비인자   결실인자   지속인자

  비록 강렬한 스트레스 증상이 나타났다고 하더라도 스트레스가 신속히 해결되면 다시 긴장도가 점선 아래로 하강하며 증상이 소실한다. 그러나 '어떤 조건'에서는 긴장도가 높은 수준으로 유지되면서 증상이 좀처럼 사라지지 않는데, 그 '어떤 조건'을 지속인자라고 부른다.

  지속인자의 한 예는 '두려움'이다. 예를 들어 스트레스 때문에 심장이 많이 뛸 때 걱정하는 마음이 없으면 심계항진은 곧 안정을 되찾고 정상으로 회복한다. 하지만 심장병이 되지 않을까 두려워하면 심계항진은 좀처럼 가라앉지 않게 된다. 이것이 앞서 말한 '심신교호작용'이며, 주요한 지속인자 중의 하나다.

  지속인자 중에 또 하나 중요한 것이 성격이다. 슐츠는 신경증을 중핵(中核)신경증, 인격신경증, 주변신경증, 이질신경증으로 분류하였다. 중핵이란 성격의 가장 깊숙한 부분을 말하는데, 이와 관련된 신경증은 한번 발생하면 좀처럼 종식되지 않는다. 만일 성격에서 신경증적 중핵이 존재한다면 이것이 또한 중요한 지속인자다. 이질신경증이란 성격과 관련이 거의 없는 환경적인 원인 때문에 발생하는 신경증이다. 이런 신경증은 환경이 좋아지면 긴장도가 즉시 하강하며 증상이 소실된다. 돈을 잃고 생긴 신경증이 돈을 찾으면서 회복되는 경우가 이질 신경증이다.

  홧병 동지들이 자신의 홧병 발생과정을 돌이켜 본다면 위와 같은 패턴을 지니고 있음을 확인할 수 있을 것이다. 이 때 준비인자, 결실인자, 지속인자가 각기 어떤 사건 혹은 성격적 문제였는지 한번 더듬어 보는 것도 유용하다.

2) 신체조건

긴장도가 홧병 발생의 주변수라면, 신체조건이 종속변수로서 작용한다. 신체조건이란 체질과 같은 선천적 특성만이 아니라 비만이나 운동부족, 임신출산, 질병 및 식습관으로 인한 영양상태, 과로 등의 후천적 특성을 총칭하는 말이다. 이 신체적 조건이 홧병 종류를 결정한다.

잘 알려져 있다시피 고혈압이나 당뇨는 유전적 소인이 발병의 중요요소다. 동시에 이들 질환은 비만이나 운동부족 같은 후천적 요인과도 밀접한 관련을 갖는다. 이러한 신체조건은 스트레스에 대한 내성을 저하시켜 높은 수준이 아닌 긴장도에서도 질병을 발생시킬 수 있다. 또 상이한 신체조건 때문에 같은 스트레스를 받아도 사람에 따라 고혈압이 되는 사람이 있는 반면 신경증이 되는 사람이 있게 된다. 모리타는 신경증이 신경질(神經質)이라고 부르는 선천적 소질을 갖춘 사람에게 이환된다고 주장하였다.

하지만 이들 질병을 모두 홧병이라 부르는 이유는 스트레스가 질병의 발생과 악화에 가장 중요한 역할을 하기 때문이다. 그러므로 이들 질환을 예방하고 치료하는 데 가장 중요한 것은 스트레스를 신속히 해결함으로서 긴장도가 누적되지 않게 하는 것이다. 홧병 동지들의 병력을 조사하면 홧병 발생 시기 전후에 준비인자와 결실인자로 작용한 스트레스가 존재했으며, 치료과정에서도 스트레스가 계속되면 좀처럼 호전되지 않는다는 사실에서 스트레스가 가장 중요한 홧병 원인임을 알 수 있다.

5. 한약과 홧병치료

스트레스는 감각기관 - 대뇌피질 - 변연계 - 시상하부 - 뇌하수체 - 자율신경계와 내분비계 - 효능기관의 과정을 거쳐 나타난다. 이때 대뇌피질에서 일어나는 사고(思考)는 오직 본인만이 관장할 수 있다. 따라서 이 부분을 오직 홧병 동지 스스로 책임지고 해결해야 한다. 시상하부부터의 문제는 의사에게 맡길 수 있다.

앞에서부터 홧병은 "자신이 치료하는 병" "의사가 고쳐주는 병이 아닌 것" "약 먹는다고 낫는 병이 아닌 것"이라고 주장해 왔다. 그런데도 현실을 둘러보면 홧병동지들 중에 약을 먹지 않는 사람이 거의 없을 정도로 한약이든 양약이든 먹고 있다. 이것은 약이 일정한 효과가 있긴 하기 때문이다.

홧병치료에 있어서 약물의 효과는 홧병을 형성하는 한 축인 신체조건을 개선하고, 이를 통해 스트레스에 대한 내성을 증가시키며, 동시에 스트레스에 대항하여 긴장도를 저하시킬 수 있는 것으로 보인다. "건전한 신체에 건전한 정신"이란 표어는 신체가 강해지면 정신적으로도 강해진다(스트레스 내성이 증가한다.)는 의미다. 한약에는 기혈(氣血)을 보충하고, 장부기능을 촉진하는 약재들이 많으므로 이 같은 작용을 기대할 수 있다. 기(氣)에는 위기(衛氣), 곧 면역기능이 포함되므로 보기(補氣)는 스트레스 반응 중의 하나인 면역력 저하를 저지할 수 있다.

'긴장도'는 자율신경과 내분비계가 실조 된 결과이다. 많은 한약재가 자율신경계에 작용하여 긴장도를 저하시킬 수 있다. 대표적인 약재가 시호와 작약, 지실, 감초 등인데, 이들은 교감신경을 억제하거나 부교감신경을 증진시켜주는 효능이 있다. 이들 약재를 응용하면 뭉친 근육이 풀어지고, 저하된 내장운동이 증가되는 걸 확인할 수 있다.

최근의 연구에 의하면 동양의학에서 명문(命門)이라고 부르는 인체기관은 내분비선 - 뇌하수체, 갑상선, 이선(胰腺), 부신피질 등 - 을 총칭하는 말이라고 한다. 이들 내분비선 기능이 항진되어 열대사가 증가하면 "명문의 상화(相火)가 항진(亢進)되었다."고 한다. 따라서 이 항진된 화(火)를 억제하는 치료를 하게 되는데, 이때 사용하는 약들이 지황, 구판, 맥문동, 석고, 지모, 황백 등이다. 실지로 현대적 연구에서 이들 약은 부신피질, 갑상선, 이선(胰腺)의 기능에 일정한 영향을 미친다고 알려져 있다.

또 용골, 자석, 대자석 등 광물성 약재와 모려, 석결명, 진주 등 패각(貝殼)을 원료로 하는 약재는 칼슘 등 미네랄이 풍부하여 고혈압에 응용하는 칼슘제제와 비슷한 효능을 발휘할 것이다. 조구등, 영양각, 천마 등의 많은 약재들은 중추신경계에도 작용한다. 이들 약재를 통해 진정, 최면, 항경련 작용의 효과를 볼 수 있다. 이외에도 스트레스 결과로 나타나는 고혈압, 고혈당, 고지혈, 혈전 등에 대해 응용할 수 있는 많은 약들이 있다.

혹은 아주 복잡한 과정을 거쳐 스트레스를 다스릴 수 있는 약도 있다. 동양의학 이론에서 사유(思惟)기능을 의미하는 신(神)은 심장에 속한 기능인데, 심장의 혈(血)은 신(神)의 물질적 바탕이 된다. 따라서 심혈(心血)이 부족하면 신(神)이 제 기능을 수행하지 못하여 심계(心悸) 불안(不安) 불면(不眠) 건망(健忘) 등 정신기능의 장애가 나타난다. 따라서 심혈을 보해 주는 양심(養心)안신(安神) 방법을 쓰면 이들 증상이 호전된다. 심혈을 보해서 정신을 안정시키는 양심안신법은 홧병을 치료하는 동양의학의 주요한 치료방법 중의 하나이며, 아무튼 어떤 경로를 거쳐 스트레스를 완화시켜주는 것으로 생각된다.

이와 같은 동양의학의 생리병리이론은 일부 이해하기 어려운 내용이 있긴 해도 오랜 기간 조상들이 실병과 투쟁하면서 습득한 귀중한 경험을 남기고 있다는 점에서 가치가 있다. 하지만 어느 한약도 스트레스발생의 근원인 대뇌피질의 '부정적 판단'을 바꿀 수 없기 때문에 약물만으로 홧병을 근절하기는 불가능하다. 홧병은 오직 부정적 사고를 중지할 때 종식된다.

앞에서 말한 것처럼 약물은 다만 신체조건을 유리하게 하고, 긴장도를 약간 저하시킬 수 있는 정도로 생각하면 옳다. 특히 신경증에 있어서 약물의 효과는 미약하고, 체질적 원인이 보다 중요한 심신병에서 한약의 효과가 좋다. 아무튼 대뇌피질을 다스리는 것은 오직 본인에게 맡겨진 일인데, 다음 장부터 이 문제에 대해 논할 것이다.

홧병동지들에게 간곡히 말하고 싶다. 스트레스가 발생하는 일련의 과정, 감각기관 - 대뇌피질 - 변연계 - 시상하부 - 뇌하수체 - 자율신경계와 내분비계 - 효능기관이라는 스트레스 루트에서, 감각기관 - 대뇌피질 - 변연계에 이르는 3단계는 절대로 의사에게 맡기지 말기를 부탁드린다. 이 부분은 오직 홧병 동지 스스로 책임지고 고쳐나가야 할 뿐, 남에게 맡겨서 해결될 일이 아니니까 그렇게 해선 결국 실패하고 말 것이다. 약을 먹을 때는 시상하부의 아랫단계만 부탁한다고 생각하라.

만일 어떤 사람이 다른 사람의 대뇌피질까지 장악한다고 생각해 보라. 그리하여 스스로 생각하고 판단하는 기능을 다른 사람에게 뺏긴다면, 세상은 어떻게 되겠는가 말이다. 우리는 독자적으로 느끼고 생각할 수 있는 자유인이어야 한다. 자유에는 의무와 책임이 따른다. 그 의무가 대뇌피질의 문제를 스스로 해결하는 것이며, 그 책임이 이 방법을 배우는 것이다. 다음 장부터의 설명이 이 방법과 관련된 내용이다.

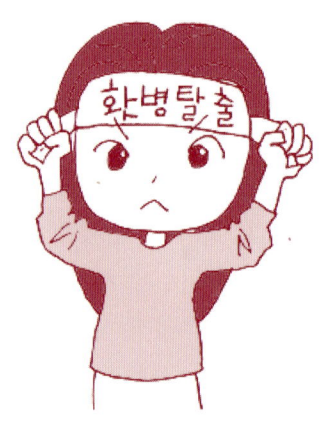

4장.
홧병 해결=스트레스 해소

홧병의 원인이 스트레스라면 스트레스는 어떻게 해결할 것인가? 스트레스는 '욕구의 좌절로 생겨나는 심신의 반응'이란 점에서 좌절된 욕구를 포기나 충족을 통해 해소시켜 주면 될 것이다. 이 장은 이와 관련된 내용이다.

1. 대뇌피질에서 일어나는 일

스트레스는 대뇌피질에서부터 발생한다.

대뇌피질에서 일어나는 모든 사건을 요약하여 흐름표로 만들면 다음과 같다.

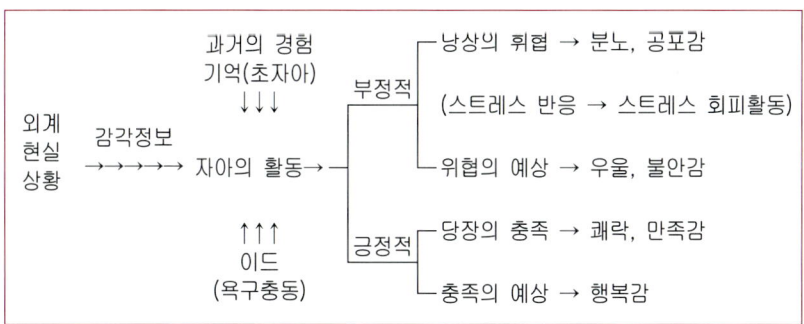

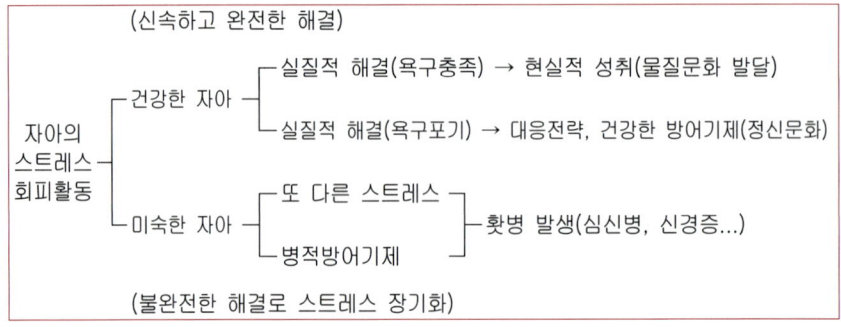

　이 표는 97년도 처음 그려본 뒤에 여러 번 수정을 거치며 많은 생각을 해본 것인데, 참으로 많은 것을 간략하게 요약한 그림이라고 자부한다. 겸손의 미덕을 조금 유예한다면, 단순무식한 사람의 한 순간의 백일몽이나 사소한 말실수부터 뉴턴이나 아인슈타인 같은 천재학자들의 높은 학식, 석가나 노자 같은 성현의 고매한 사상까지 인간의 모든 사고가 결국 요렇게 요약되는 게 아닌가 한다.

　이 틀을 사용하면 자신도 이해하지 못하는 무의식적 행동도, 수많은 데이터가 동원되는 정치 경제논리도, 욕구를 자극하는 대중문화부터 그윽한 만족을 주는 고전예술까지도 모두 모두 이해하는데 큰 도움을 받을 수 있다. 세상의 온갖 지혜의 말과 온갖 악행과 쓸데없는 짓거리가 이 틀을 갖다 대면 그냥 술술 풀어진다.

　말만 앞세우기보다 한번 예를 들어보자.
① 왜 아즈텍 사람들은 스페인 침략자들을 환대했을까? 인지과정에 필요한 기억정보가 절대적으로 부족했기 때문이다. 오직 신화속의 단편적 정보만이 인지에 동원되었다.
② 데자뷰 현상은 왜 생길까? 감각정보와 기억정보의 일부가 합치할 때는 새로운 것도 익숙한 것으로 인지한다.

③ 왜 늘 짜증부리는 사람이 있을까? 부정적인 경험이 많기 때문에 부정적으로 인지하고, 스트레스를 느끼기 때문이다.
④ 행복과 쾌락은 어떻게 다를까? 둘 다 욕구충족이라는 점에서 동일하지만, 쾌락은 직접적이고 즉각적인 욕구충족일 때의 강렬한 느낌이고, 행복은 지연적이고 간접적인 욕구충족일 때의 완만한 느낌이다.
⑤ 어리석음이란? 스트레스가 발생했을 때 일시적 혹은 비효율적 해소방법을 사용함으로서 스트레스 해소가 잘 안되거나, 더 큰 스트레스를 발생하게 하는 행동
⑥ 지혜란? 스트레스를 신속하고도 완전하게 해결하는 행동
⑦ 종교란? 인류가 욕구포기 경험을 체계화한 것. 종교는 본래 욕구포기 방법이므로, 욕구충족 방법인 정치경제 분야에 종교지도자가 개입하면 실패하기 쉽다. 정교분리.
⑧ 과학이란? 욕구충족의 경험이 학문으로 성장한 것. 욕구포기가 주관적인 방식이 유효하다면, 욕구충족은 철저히 객관적이어야 효과적이다. 따라서 과학적 사고는 곧 객관적 사고. '언제 어디서 누가 실험해도 동일한 결과'
⑨ 사후세계, 귀신, 환생, 초능력? 인지오류이거나, 주관.
⑩ 참여정부가 인기 없는 이유? 주관적 이념이 강하여 객관적 정치역량 발휘에 장애가 많다. 경험과 지식이 부족하여 문제인지와 해결 능력이 부족하다.
⑪ 누구를 대통령으로 뽑아야 하는가? 문제해결능력, 즉 지혜가 뛰어난 사람. 보다 많은 사람이 보다 오랫동안 만족할 수 있도록 노력하는 사람. 가려내기 어렵지 않다.
⑫ 신경증은? 잘못 인지하고 잘못 해결함으로서 문제가 종식되지 않고 오히려 악화되는 경우.

뭐, 예를 들자면 한도 끝도 없을 것이다.

아무튼 이 틀을 이해하면 인생의 모든 문제가 보다 분명해 진다. 인간은 어떤 존재이며, 인생은 어떻게 살아야 하는지, 궁극의 선(善)은 무엇이며, 진리탐구는 어떻게 해야 하는지, 신과 인간의 관계는 무엇이며, 예술의 가치는 어디에 있는지, 혼란한 세상을 어떻게 끝내야 하는지, 지도자는 마땅히 어떻게 해야 하는지 등등. 물론 홧병이 왜 생기고 어떻게 고치는지 분명한 대답도 여기에서 나온다. 누구 길래 이렇게 과언자대(誇言自大)하는가 놀라지 말라. 본래 사물의 본질은 단순하고 명백한 법이다.

이같이 말할 수 있는 이유는 인간이 제 아무리 복잡다단한 사고체계를 가지고 있다하나 결국 그 모든 생각이 '스트레스 해결'이라는 단 하나의 목적수행에 불과하다는 사실 때문이다. 욕구충족의 다른 말이기도 한 '스트레스 해결'은 인생의 모든 것이며, 이점에서 사고(思考)가 있을 것이라고 여겨지지 않는 단 세포 생물과 별 차이가 없다. 인간이 다른 점은 다른 동물에 비해 비교적 풍부한 스트레스 해결법을 사용할 줄 안다는 점뿐이다. "목적은 동일하되, 방법이 다르다."는 게 인간과 동물의 차이점이다.

따라서 스트레스 해결법에는 '인간적인 방법'이 있고, '동물적인 방법'이 있다. 만일 인간이라도 동물적인 방법을 쓴다면 인간다움은 인정받지 못하므로 '개돼지 같은 인간'이 되어버린다. 동물적인 방법의 보다 큰 문제는 그렇게 하면 스트레스 해결이 일시적이거나 불완전하게 되어 고통스러운 삶을 살게 되기 쉬워진다는 데 있다. 성격해설에서 좀 더 논할 것이지만, 인간적 방법은 주로 자아역량에 달려있고, 동물적 방법은 자아가 욕구충동을 잘 제어하지 못하기 때문이다. 욕구충동을 제어하지 못하면 불행해 진다는 건 일찍부터 잘 알려진 사실이다.

반면에 많은 홧병 동지들이 도덕률을 반영하는 초자아의 과도한 영향 때문에 홧병이 생긴다. 초자아란 인간의 도덕, 법률, 풍습 등 사회성이 성격화 된 부분을 말하기 때문에 과도한 초자아 때문에 홧병이 된 사람은 타인에게 겸손하고 친절하며, 질서를 잘 지키고 양보를 잘 하는 사람일 수 있다. 하지만 이게 문제라서 홧병이 생긴다. 초자아가 과도하면 욕구충동과 충돌하여 갈등을 일으키기 때문이다. 이걸 어떻게 해결하는가도 위의 표를 잘 이해하면 해답이 나온다.

홧병을 근절시키려면 위 도표에 그려진 일련의 사고과정에서 문제가 되는 부분을 개선하면 된다. 욕구충족이 미숙하다면 인간적 방법을 배울 필요가 있고, 초자아가 과도하게 작용한다면 그 역할을 줄여야 할 필요가 있다. 이 모든 것이 위의 표를 이해함으로서 가능해 진다.

2. 스트레스 발생

감각된 사물을 기억과 비교하여 인지하고, 이 사물이 욕구에 부합되지 않으면 스트레스가 발생한다.

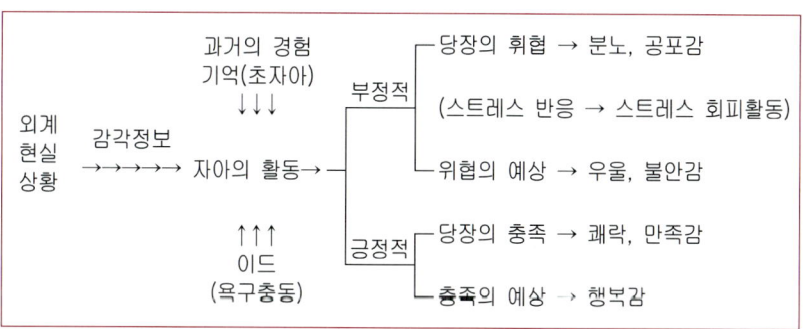

대뇌피질의 활동은 크게 두 단계로 나뉘는데, 첫 번째가 이른바 인지(認知) 혹은 감성(感性)이며, 두 번째가 사유(思惟) 혹은 오성(悟性)이라 불러지는 단계다.

인지란 감각기관을 거쳐 입수된 정보가 기억된 경험정보와 비교되어 그

의미를 파악하는 과정이다. 예를 들어 어떤 냄새를 맡았을 경우, 그 냄새를 이전에 맡았던 여러 가지 냄새기억과 비교하여 무슨 냄새인지 알게 되는 과정이다. 이 과정에서 경험은 결정적인 역할을 한다. 만일 유사한 냄새의 경험이 없으면 판단할 수 없기 때문이다. 만일 같거나 유사한 경험이 있으면 그 냄새일 것이라고 판단한다[1].

판단한 냄새는 곧 욕구와 비교되어 좋다 나쁘다는 감정을 일으킨다. 신선한 음식 냄새를 맡았다면 식욕이 동할 것이고, 좋아하는 이성(異性)의 냄새를 맡았다면 성욕이 동하여 가슴이 설레어 질 것이다. 반대로 상한 음식의 냄새를 맡거나 위험할지 모르는 연탄 냄새라도 맡게 되면 스트레스가 발생해서 기분이 나빠지고 긴장하게 된다. 여기까지가 인지의 단계이다.

인지과정에서 감각정보가 욕구에 부합될 경우 기쁨과 즐거움 같은 양성(良性) 감정을 느끼면서 엔도르핀이 분비되고, 그렇지 않을 경우 분노와 슬픔 등 불량(不良) 감정을 느끼면서 아드레날린 등 스트레스 호르몬이 분비된다. 셀리에의 실험에서 쥐가 경험한 것들, 주사바늘에 의한 찔림 혹은 한열의 경험은 쥐의 욕구에 부합되지 않기 때문에 스트레스가 된 것이다.

인지과정에서 발생하는 스트레스를 인지 스트레스 혹은 감성적 스트레스라고 부른다. 인지과정은 대단히 짧은 시간에 이루어지며, 왕왕 의식하지 못하는 사이에 일어나 버리기 때문에 이 스트레스에 대응하기가 쉽지 않다. 왠지 모르면서 어느새 기분이 나빠져 있는 것이다.

'기억'은 인지과정에서 핵심적 역할을 한다. 기억이 없다면 인지가 불가능할 뿐 아니라, 좋은 기억이라야 긍정적 인지도 가능하기 때문이다. 보통 첫 번째 경험하는 일이 잘 기억되었다가 오랫동안 인지과정에 참여하므로 뭐든 첫 경험이 중요한데, 첫 경험들은 보통 어린 시절에 하게 되므로, 성장기의 경험이 감성적 스트레스를 형성하는 주요 원인이 된다.

---

1) 이상한 냄새를 맡았다.(감각정보) → 이게 무슨 냄새지?(기억을 뒤져본다.) → 아! 곰팡이 냄새(이전에 맡은 경험이 있다.) 혹은 (처음 맡는 냄새라면) 모르겠는데? 뭐가 썩는 것 아닐까?(가장 유사한 기억을 동원)

어렸을 때 사랑받지 못한 사람, 불행한 일을 많이 겪은 사람은 당연히 감성적 스트레스를 많이 느끼며 산다. 예를 들어 엄격하고 잔정이 없는 아버지 밑에서 성장한 사람은 아버지와 비슷한 연배의 사람, 아버지를 연상시키는 사람을 만나면 심리적 불편함을 느낄 수 있다. 또는 부모 없이 눈칫밥을 먹으며 성장한 사람은 폐를 끼친다는 생각 때문에 다른 사람들과 자연스런 관계를 형성하지 못하는데, 이런 것이 감성적 스트레스다. 이렇게 두고두고 감성에 영향을 주는 기억은 좀처럼 없어지지 않는 외과적 상흔과 유사하기 때문에 트라우마라고 부른다.

인간은 원래 생겨나기를, 만족한 기억보다 실패한 기억을 더 많이 간직하게 되어있다. 이것은 가급적 욕구좌절을 피하려는 본능 때문이다. 예를 들어 상한 음식을 먹고 배탈이 났었다면, 상한 음식의 특징을 잘 기억했다가 다음에 같은 음식을 먹지 않도록 대비하는 것이다. 이 때문에 과거의 기억은 늘 힘들고, 어렵고, 외로웠던 내용으로 가득 차게 마련이며, 이로 인해 감성적 스트레스가 발생할 여지가 많아진다.

그러므로 기억의 이러한 특성을 이해하고 대비하지 않으면 어느새 부정적인 사람이 되어버린다. 통계에 의하면 사람들이 하는 말의 80%는 부정적인 대화내용이라고 한다. 즉 수양하지 않으면 일상생활의 80% 사건은 감성적 스트레스가 될 수 있다. 이렇게 저절로 고통이 많아지기 때문에 석가는 사고(四苦)팔고(八苦) 생로병사 일체가 다 고통이라 하였고, 예수는 우리에게 원죄(原罪)가 있다고 하였다.

3. 감성적 스트레스와 해결

인지과정에서 부정적 기억이나 강한 욕구집착 때문에 발생하는 스트레스를 감성적 스트레스라고 부른다.

감성적 스트레스는 긍정적 경험을 많이 하고, 세상을 넓고 크게 보면 해소할 수 있다.

스트레스는 주관적 경향이 강하다.

정신의학자들이 '신경증적 소질' - 신경증이 잘 발생하는 선천성 소질 - 이 있다고 부르는 사람들에게서 감성적 스트레스의 발생이 높다. 이런 사람은 몹시 예민하여 사소한 일에도 긴장을 많이 하기 때문에, 긴장도가 평소에도 높은 수준으로 유지된다. 감성적 스트레스는 보통 무의식적, 자동적으로 일어나기 때문에 높은 수준의 긴장도에도 불구하고 정작 본인이나 주위사람들은 별 스트레스가 없다고 생각하는 경우가 많다.

모리타는 신경증적 소질을 '선천적 기질'이라고 단언하면서, 이런 사람은 자의식이 특별히 강한 특성이 있다고 하였다. 일상적인 활동을 하는 중에도 항상 자신에게 주의하고 있어서 사소한 이상이 생겨도 즉각 강력하게 그것에 집중한다. 예를 들어 경미한 두통이나 신체의 통증은 누구에게나 자주 생기는 증상이지만, 신경증적 소질이 있는 사람은 그 증상이 없어질 때까지 부단한 주의와 노력을 기울인다.

신경증소질의 자의식을 인지과정에 대입해 보면, 두 가지 특징이 일반인과 다르다는 걸 인정할 수 있다. 부정적인 기억과 욕구에 대한 집착이 보다 강하다는 점이다. (욕구는 선천적이지만, 기억은 후천적이므로 신경증적 소질을 반드시 선천적이라 볼 수 없다.)

1) 부정적 기억

두통으로 신경증이 형성되는 사람의 예를 들면 두통을 인지하는 과정에서 두통에 관련된 부정적 기억을 주로 사용하는 것. 두통이 발생하면 뇌의 질환 혹은 암 등 위험한 질환과 관련되었을 것이라고 지레 판단하는 것이다.

2) 욕구에 대한 강한 집착

어떤 일이 있을 때 그 일은 꼭 성공해야 하며 실패하면 절대 안 된다고 생각하면 집착이다. 신경증인 사람이 두통과 같은 신체증상에 강하게 집착하는 건, 두통 같은 건 절대로 있어서 안 된다고 여기기 때문이다. 사소한 이상도 용납할 수 없는 집착이 신경증 환자의 주요 특징 중의 하나다.

따라서 감성적 스트레스 해결은 이 두 가지를 개선하는데 집중되어야 한다. 첫째 부정적 기억보다 긍정적 기억을 보다 많게 하고, 둘째 지나치게 집착하지 않도록 노력한다.

첫째 방법을 행동요법이라고 부르며, 현재 신경증 치료의 주요한 원칙으로 자리 잡고 있다. 행동요법이 효과 있는 까닭은 긍정적 경험을 보다 많이 겪음으로서 보다 긍정적으로 인지할 수 있기 때문이다. 큰일 날거라 알았는데 더 알고 보니 별거 아니더라는 경험을 보다 많이 갖는 것이다. "자라보고 놀란 가슴 솥뚜껑 보고도 놀란다."는 감성적 스트레스를 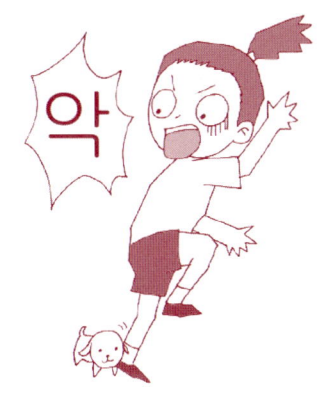 표현하는 아주 멋진 말이다. 이때 솥뚜껑에 다가가서 만져보게 하고, 느껴보게 하는 게 행동요법이다. 그리하여 다음부터는 솥뚜껑을 자라로 오인하는 일이 없을 것이다.

둘째 방법은 선종(禪宗) 불교와 도가(道家) 철학의 교훈에서 힌트를 얻을 수 있다. 노자의 교훈을 한 마디로 하면 "천지는 장구하다(天長地久)"로 요약할 수 있다. 천장지구란 세상은 넓고 시간을 길다 그러니 넓은 세상을 긴 시간 속에서 살펴보고 생각할 줄 알아야 한다는 말이다. 생각하는 것이 편협 되면 집착이 심해져서 그게 아니면 안 될 것 같이 생각한다. 만일 넓고 멀리 생각하고 일이 잘 안 돼도 다른 기회가 또 있으며, 한 가지 단점은 다른 면에서 장점이 된다는 걸 이해하면 집착이 덜해진다. "실상

(實相)은 무상(無相)이다." 말은 어렵지만, 뜻은 곧 이와 같다.

감성적 스트레스의 한 가지 특징은 주관적 경향이 강하다는 점이다. 문화에 따라 '자라 알(왕빠단)' 같은 말이 큰 욕이 된다든지, 방글라데시 같은 저소득 국가의 사람들이 선진국 사람보다 더 행복하게 산다든지 하는 게 그 예다. 세상을 넓게 크게 본다는 말은 주관에서 벗어나는 방법이기도 하다. 넓게 크게 본다면 욕 좀 먹으니 대수고, 옷 좀 헐었다고 대수인가. 어쨌든 자신도 모르게 습득한 문화적 가치관 등을 버리는 것도 감성적 스트레스에서 벗어나는 중요한 방법이다. "색수상행식(色受想行識) 오온(五蘊)이 다 공(空)이다. 오온이 다 공인줄 아니까 일체의 고통에서 벗어났다."는 말이 이것이다.

감성적 스트레스는 대부분 무의식적으로 발생하기 때문에 의식하기 어렵고 따라서 문제를 인식하고 해결하기가 어렵다. 무의식적인 발생은 무방비로 당하는 셈이라, 문제를 인식하기 전에 이미 긴장도가 높이 상승하고 신경증이 발생해 있을 가능성이 높다. 신경증이 발생한 뒤라도 위와 같은 해결을 시도하면 치료되기 때문에 문제될 건 없지만, 일정기간 고통을 겪어야 할 것이다.

무의식적 인지오류를 바로잡기 위해선 첫 번째 '의식화'가 중요하다. 의식화란 정신의학에서 말하는 '통찰'인데, 통찰만 성공해도 신경증이 치료되는 것으로 알려져 있다. 정신분석 등을 통해 달성하는 통찰은 전문가의 도움을 필요로 하지만, 감성적 스트레스가 이런 과정으로 발생한다고 이해한다면 스스로도 얼마든 자신의 인지오류를 통찰해 낼 수 있다. 통찰을 거치며 의식화한 뒤에 부정적 기억과 집착을 교정한다면 아무리 완고한 감성적 스트레스라도 해소되게 마련이다.

4. 오성적 스트레스

스트레스를 해결하는 과정에서 잘 못 대응함으로서 문제를 더욱 악화하면 오성적 스트레스라 한다.

오성적 스트레스는 자아의 역량을 강화함으로서 해결한다.

자아는 문제를 올바르게 인지하고, 적당한 해결법을 찾아내는 정신기능을 말한다.

스트레스를 신속하고 완전하게 해결하지 못하는 자아를 미숙한 자아라 한다.

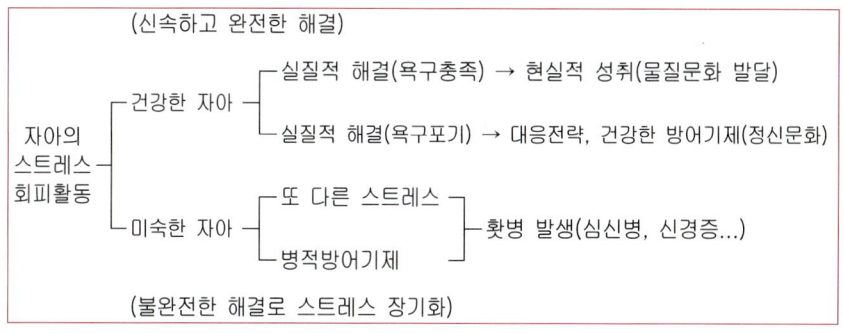

인지과정에서 감성적 스트레스가 발생하면 이를 해결하기 위해 2차 사유단계가 진행된다. 이때 인지와 사유과정의 주체가 되는 정신기능을 자아(ego)라고 부르며, 성격의 가장 중요한 요소로 본다.

사유과정을 통해 스트레스가 해결되는 방법은 오직 두 가지 밖에 없다. 하나는 실질적 해결이여, 다른 하나는 심리적 해결이다. 사람들한테 욕을 먹어 스트레스가 생겼다면, 좋은 일을 많이 해서 평판을 바꾸고 칭찬을 받으면 실질적 해결이고, '욕먹으면 오래 산다더라.'하고 욕하든 말든 상관하지 않으면 심리적 해결이다. 모든 스트레스는 오직 이 두 가지 중 하나로 해결될 뿐 제3의 방법은 없다.

만일 욕구를 포기하지도 충족하지도 못하면 스트레스는 해결되지 않고 지속된다. 욕먹는 사실에 분노하면서 칭찬을 듣지도 못하는 경우다. 혹은 일시적인 해결법을 택하였다가 또 다른 스트레스가 가중되는 경우도 있다. '늑대 소년'이야기나 '언 발에 오줌 누기'는 일시적 해결을 취하다 더 큰 곤란에 빠지는 어리석음을 일깨우는 말이다.

인지과정에서 문제가 있어 스트레스원인을 잘 못 파악하고, 잘 못된 대응을 하면 또한 당연히 해결이 안 되기 때문에 스트레스가 지속되거나 혹은 가중된다. 대표적인 예가 심기증이다. 스트레스성 심계[2]항진은 미주신경 자극으로 인한 일시적 기능성 항진이라 심장병과 전연 거리가 멀다. 마음만 편안하게 먹으면 곧 씻은 듯이 없어지는 증상이다. 하지만 만일 심계항진을 심장병이 아닌가 혹은 심장병을 유발하지 않을까 걱정하게 되면 이 걱정이 스트레스가 되어 결국 심계항진을 더욱 가중시킨다. 또 가중된 심계항진은 불안감을 더욱 강화하고, 그 결과 다시 심계항진이 더욱 심해지는 악순환이 시작 된다. 이 악순환의 끝은 공황이다. 이를 심신교호작용이라 한다.

 A 스트레스로 인한 심계항진 → 심장이 나빠지지 않을까 걱정 → 새로운 스트레스 가중 → 심장동계 가중 → 불안감 가중 → 심계가중 →→→ 공황

신경증의 주요 정신병리는 인지오류로 인한 감성적 스트레스와 함께, 인지오류의 결과 스트레스에 잘못 대응하는 심신교호작용적 악순환 두 가지이다. 따라서 신경증을 치

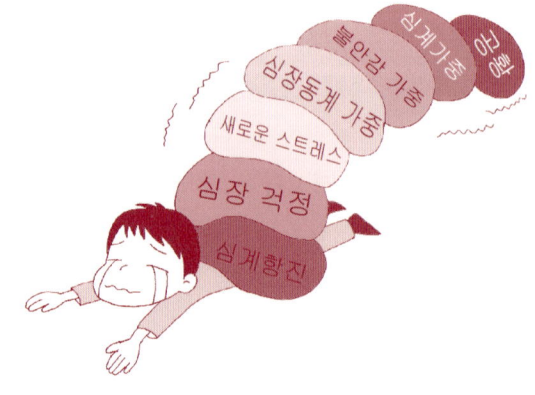

---

2) 心悸 : 심장 두근거림

료하기 위해선 이 두 가지 문제를 다 해결할 수 있어야 한다.

　심신교호작용을 끝내려면 반드시 인지오류의 원인이 되는 공포를 없앨 수 있어야 한다. 모리타요법은 증상이 두려워 거부하기보다 겁내지 않고 긍정하며 받아들임(歸依自然이라고 표현)으로서 치료하는 방법이다. 증상이 생기면 억제하고 제거하기보다 더욱 심해져도 좋다고 생각한다. 보다 효과적으로 두려움을 없애는 방법은 증상에 대한 올바른 이해다. 올바른 이해는 불필요한 두려움을 효과적으로 제거하고, 동시에 올바른 해결방법을 찾아낼 수 있게 한다.

　이상과 같이
　1. 포기나 충족을 통해 신속하고 완전히 해결하지 못함
　2. 일시적 모면을 꾀하다가 다른 스트레스를 발생시킴
　3. 원인을 잘 못 이해하고 부적당한 해결방법을 시도함
　으로 스트레스가 지속되거나 가중되면 사유 스트레스 혹은 오성적 스트레스라고 부른다.

　스트레스를 조기에 종식시키지 못하는 자아를 미숙한 자아라고 부른다. 앞장에서 말했듯이 스트레스가 장기화하면 곧 다른 스트레스와 겹치면서 누적되고, 일정정도 누적이 진행되면 홧병이 발생하기 때문에, 홧병이 있는 사람은 자아가 미숙한 사람이라 할 수 있다.

5. 심리내면에서 발생하는 스트레스

　사유과정에서 불쾌한 기억을 건드려서 스트레스가 발생하기도 한다.

　공황장애는 다음과 같은 증상이다. "심계항진, 식은땀, 전율, 호흡이 가빠지고 숨이 막히거나 가슴이 답답한 느낌, 질식할 것 같은 느낌, 가슴이 터질 것 같은 느낌, 구역질 또는 복부 불쾌감 현기증, 비틀거리는 느낌, 오한

또는 화끈거림, 얼얼하거나 따끔거리고 저리며 마비되는 느낌, 비현실감, 자신으로 부터 분리된 느낌, 미쳐버리지 않나 하는 두려움, 죽을 것 같은 두려움이 특별한 경고나 어떤 확실한 이유가 없이 저항할 수 없는 공포의 파도가 갑작스럽게 밀려와서 10분 이내에 최고조에 도달하는 상태를 말하며 대개 수분내에 사라진다. 공황 발작은 공포를 일으키는 특별한 원인이 없으며 약물중독이나 금단현상이 아니고 신체나 정신장애로도 설명할 수 없는 경우를 의미한다."(미국정신의학회 DSM-Ⅳ)

하지만 어떤 현상이든 인과율에서 벗어나지 않고 반드시 원인이 있게 마련이다. 공황장애의 원인은 심리내적인 문제, 잠재된 두려움에서 찾을 수 있다. 스트레스가 만성적으로 지속되면 처음에는 의식적이지만 오래될수록 점차 무의식속으로 침잠하며, 어떤 사물을 지각하거나 혹은 기억을 반추하는 과정에서 침잠된 스트레스를 건드리면 다시 의식의 표면으로 상승한다. 신체나 정신장애, 약물중독 등 특별한 원인을 찾을 수 없는 공황장애란 심리내적인 기억반추과정에서 발생하는 공황이라고 볼 수 있다. 이런 공황장애는 심신교호작용으로 일어나는 사고의 악순환 때문이다.

공황장애는 심리내면에서 발생하는 스트레스의 한 예로서, 오성적 스트레스의 일종이다. 공황장애 까지는 아니더라도 연상 중에 불쾌한 기억을 불러일으켜 기분이 나빠지거나 긴장하게 되면 이 역시 '오성적 스트레스'다.

6. 건강과 행복을 위한 첫걸음

스트레스는 오직 욕구포기나 충족 둘 중의 하나를 택할 때 해결된다.

앞 절에서 말했듯이 스트레스의 해결방법은 오직 충족이냐 포기냐 둘 중의 하나여야 한다. 아주 당연한 말이지만, 의외로 많은 사람들이 이 점을 잊고 산다. 충족도 못하고 포기도 못하는 중간상태에서 우왕좌왕하다 홧병에 걸리고 불행한 삶을 산다. → 자아가 미숙하기 때문.

아침마다 "이 놈의 회사 때려치워야지"하면서 출근하는 직장인, 툭하면 "웬수"라고 남편을 욕하면서 이혼도 안하는 부인, 성적이 오르기를 바라면서 공부를 열심히 하지 않는 학생, 돈 벌기를 바라면서 고객에게 성실하지 못한 상인 등등, 중간상태에 있는 사람들을 찾기란 손바닥 뒤집어 볼 수 있듯 쉽다.

중간상태란 홧병이 준비되는 상태이기 때문에 아무튼 빨리 이를 종식시켜야 한다. 아무튼 '회사 일을 좋아하든가 아님 퇴직하든가', '남편을 사랑하든가 아님 이혼하든가', '공부를 열심히 하든가 아님 성적을 포기하고 신나게 놀든가', '돈 벌기를 포기하든가 아님 고객에게 최선을 다하든가' 둘 중의 하나를 확실하게 선택해야 한다.

중간상태에 있는 사람은 그럴 이유가 있긴 하지만 어떤 이유든 건강한 몸과 행복한 마음만큼 중요한 게 없기 때문에 일초라도 빨리 충족인지 포기인지 결정해야 한다. 곧 건강과 행복을 향한 첫걸음은 포기인지 충족인지 양단간에 결정을 내리는 것으로 시작한다. 이 결정을 내리지 못하면 스트레스 해결이 불가능하고, 행복과 건강은 물 건너간다.

```
                          ┌ 포  기 - 스트레스 해소, 마음의 평안
스트레스 = 욕구의 좌절 → ├ 중간상태 - 스트레스 지속, 만성화, 질병발생
                          └ 충  족 - 스트레스 해소, 기쁨
```

7. 이러지도 저러지도 못하는 이유는 욕구가 다양하기 때문이다.

충족과 포기 중에서 선택을 잘 못하는 이유는 여러 가지 복합적인 욕구

들이 존재하기 때문

포기할 줄을 배워 욕구정리를 잘해야만 홧병이 없다.

 욕구를 충족하든가 포기해야만 스트레스가 해소된다는 건 아주 뻔한 이치지만, 알면서 이러지도 저러지도 못하는 사람이 있는 데 그건 욕구가 여러 가지이기 때문이다. 이수일이 심순애와 헤어지면서 "돈을 따르자니 사랑이 울고…"하듯이, 우리는 보통 명예와 돈, 쾌락과 건강 사이에서 갈등한다.

 식욕이나 성욕, 명예욕, 안전욕, 공격욕처럼 누구에게나 공통되는 기본욕구도 다양한데다, 개인마다 다른 욕구도 얼마든 있을 수 있어서, 그 모든 욕구를 다 채울 수 없는 세상에 사는 우리들로선 갈등하지 않을 수 없다. 욕구가 다양하다 보니 동일한 사물에 대해 두 가지 이상의 상반되는 욕구가 동시에 충돌하는 경우도 생긴다. '포기냐 충족이냐'에서 예로 든 일들은 실지로 두 가지 이상의 욕구가 충돌한 경우다. 즉 편하고 싶은 욕구와 돈 벌고 싶은 욕구, 가정을 지키고 싶은 욕구와 이혼하고 싶은 욕구, 공부 잘하고 싶은 욕구와 놀고 싶은 욕구.

 이렇게 상반되는 두 가지 욕구를 동시에 추구하면, 이래도 저래도 스트레스가 되기 때문에 홧병이 생기는 건 시간문제다. 예를 들어 잘 아는 사람이 보증을 서달라고 부탁했는데, 손해보고 싶지 않은 욕구와 인정받고 싶은 욕구를 모두 추구한다고 하자. 이렇게 되면 승낙해도 손해볼까봐 스트레스, 거절해도 섭섭한 소리 들어서 스트레스다.

 이런 예는 흔하다. D라는 동지가 직접 상담해 온 내용이다. 이 동지는 썩 마음에 들지 않는 직장을 다니면서 늘 그만두고 휴가 떠나는 상상을 해왔다고 한다. 어찌하다 어느 날 직장을 그만두게 되었는데, 직장을 그만 둔 뒤로는 휴가를 떠나기커녕, 불안과 불면, 심계항진과 흉통 등으로 병원만 다니게 되었다. 이 동지는 돈 벌려는 욕구와 놀고 싶은 욕구를 잘 정리하지 못한 경우다. 회사 나가면서 놀고도 싶어 했고, 막상 놀게 되자 돈 벌이가 걱정이 되었기 때문이다.

이처럼 하나의 욕구만 놓고 보면 '충족이냐 포기냐' 선택문제지만, 두 가지 이상 상반되는 욕구를 다루는 입장에선 '어느 욕구를 선택 충족하고 어느 욕구를 선택 포기하느냐'의 '욕구 선택'이 문제다.

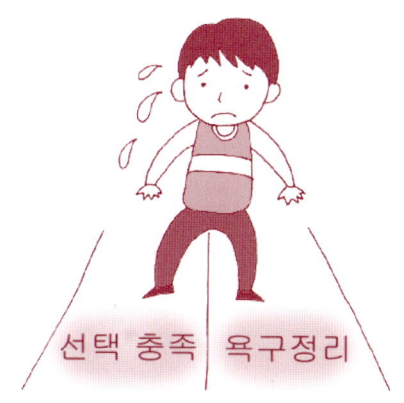

보통 홧병 동지들을 살펴보면 포기를 잘 못하는 게 문제다. 현실적으로 보면 결코 두 가지 욕구를 동시에 충족시킬 수 없는데도, 모든 욕구를 충족시키려다 홧병에 빨려들고 만다. 짚신 장수와 나막신 장수 아들을 둔 어미가 모든 욕구를 추구한다면 비가와도, 날이 맑아도 스트레스다. 만일 어느 한 가지 욕구를 포기할 줄 안다면, 비가와도 날이 맑아도 즐거울 것이다.

원래 우리는 무조건적으로 욕구를 추구하도록 만들어져 있기 때문에 '생긴 대로 살면' 이렇게 된다. 그러므로 홧병을 고치고 인생을 행복하게 살려면 선택충족 혹은 포기를 통해 욕구정리를 잘 할 줄 알아야한다. 이런 일을 잘하는 게 성숙한 자아다.

8. 생각은 넓고 크게

넓고 크게 생각하면 갈등을 지혜롭게 해소할 수 있다.
모든 욕구(사람)를 다 만족시키는 것이 지혜다.

상반되는 두 가지 욕구를 모두 충족하기는 불가능하기 때문에 반드시 한 가지를 포기해야 된다는 말은 맞지만, 이것은 동일한 시간대에 두 욕구를 추구할 때 해당하는 말일뿐, 시간과 공간의 무대를 넓혀서 생각하면 몇 가지 욕구든 모두 충족할 방법이 생긴다. 동시에 두 마리 토끼를 잡을 순 없지만, 시간을 나눠서 먼저 한 마리 잡고 나중에 다른 한 마리를 잡으면 될 것 아닌가. 단, 한 마리를 먼저 잡을 때 다른 한 마리에 대한 생각을 버려야 효과적일 것이다.

 이렇게 시간차를 두고 욕구를 추구할 수 있으면 상반되는 욕구라도 모두 충족시킬 수가 있다. 시간차만 두면 불가능할 것 같은 일들이 가능해진다. 공부할 땐 열심히 공부하고, 놀 때 즐겁게 놀면, 성적도 좋고 잘 놀기도 하지 않겠는가. 회사 다닐 땐 열심히 일하고, 휴가를 얻으면 신나게 논다. "일할 땐 일하고, 놀 땐 논다."가 바로 이것이다.

 '시간적으로 멀리 봄으로서 상호 모순적 문제를 모두 해결한다.'는 방법은 홧병 동지들이 명심해서 활용해야할 중요한 스트레스 해결원칙이다. 적게는 개인내면의 심리적 갈등을 해소하는 방법이기도 하지만, 크게는 사회적 이해집단간의, 혹은 국가 간의 갈등을 해소하는 방법이기도 하기 때문이다.

 노사(勞使)가 부딪힐 때 짧은 소견으로 보면 어느 한쪽의 이익은 다른 한쪽의 손해라는 '제로 섬' 게임이다. 히지만 넓고 큰 소견으로 보면 노사가 모두 이익을 얻을 수 있는 해법이 반드시 있게 마련이다. 예를 들어 망하는 기업의 한 가지 특징은 '회사가 어려울 때 손쉬운 직원 복지비용부터 줄이는 기업'이라고 한다. 짧은 소견에선 직원복지비용이 사측의 손해이지만, 멀리 보면 직원복지는 회사를 튼튼하게 하는 필수비용이니까, 이런 견해를 갖는다면 노사가 얼마든 합의할 수 있지 않겠는가.

 한 나라의 대통령이 되면 다양한 정치집단과 이익집단의 상반되는 주장을 조절해야 하는데 이때 필요한 것이 바로 이 '넓고 큰 견해'다. 새만금간척사업이니, 사패산 터널이니 우리 사회를 시끄럽게 하는 쟁점들도 넓고 큰 견지만 확보한다면 모두가 만족할 수 있는 해법이 반드시 존재하기 마련이다.

사회지도자가 넓고 큰 견지를 갖고 모두가 만족할 수 있는 비전을 제시하고, 불만가진 집단을 설득하는 과정은 개인 내면에서도 동일하게 적용된다. 잠시 한 욕구를 포기해야 할 때, 우리는 넓고 큰 생각에서 그 욕구를 다루어야 한다. 공부하기 위해 놀고 싶은 욕구나 데이트하고 싶은 욕구를 포기할 때, 공부해서 성공하고 나면 실컷 놀 수 있다, 혹은 얼마든 좋은 상대를 만날 수 있다고 자신을 설득할 수 있지 않겠는가.

그래서 '일할 때 일하고 놀 때 논다'는 아주 상식적인 교훈도 잘 실천하려면 자신의 욕구를 잘 알고 있어야 한다. 즉 원하고 있는 게 무엇 무엇인지 잘 이해해서 어느 욕구를 언제 추구하고, 또 어떤 욕구를 언제 포기할 것인지 분명히 알고 있으며, 비전을 가짐으로서 포기를 쉽게 해야 하기 때문이다. 이렇게 할 수 있으면 일할 때나 놀 때나 즐거울 수 있다. 일할 때나 놀 때나 즐겁다면 인생은 곧 천국일 것이다.

당장에 모두를 이루려는 좁은 생각에서 모순되고 충돌되던 문제가 넓고 크게 생각하는 순간 상호 조화로운 평화모드로 돌입한다. 이는 마치 "성냥개비 여섯 개로 정삼각형 네 개를 만들라"는 문제를 이차원에서 삼차원으로 사고의 폭을 넓히면서 쉽게 풀 수 있는 것과 같다. 이처럼 넓고 크게 생각하는 방법은 홧병에서 벗어나는 중요한 방법이다.

극이나 만화에서 흔히 악마와 천사로 표현되는 양심과 본능의 갈등은 곧 자신과 다중(多衆)의 이익 충돌이다. (아래 성격의 장 참조) 만화에 종종 표현되는 것처럼 둘 중 하나를 선택해야한다는 생각(악은 일소해야 한다는 생각)은 낮은 차원의 생각이다. 넓고 멀리 볼 수 있으면 양심과 본능도 통합이 가능하고, 악마와 천사가 공존할 수 있는 방법이 나온다.

자아가 미숙한 사람은 공중도덕과 이기심 사이에서 고민하지만, 넓고 멀리 사고하는 사람은 즐겁게(개인의 만족) 공중도덕(다중의 이익)을 지킬 수 있다.

9. 미래예측에 의해 지혜가 나온다.

욕구를 충족할 것인가 포기할 것인가, 미래를 예측하여 판단한다.
올바른 판단은 결과를 예측할 수 있을 때 가능하다.
미래예측을 위해서 필요한 덕성을 길러야 한다.

예를 들어 노조 측이 30%의 임금인상을 주장할 때, 사측은 10%의 임금인상만 가능하다고 생각한다고 하자. 이 20%의 간극은 어떻게 메워야 옳을까? 당연한 말이지만 미래예측능력이 곧 판단력이다. 어느 선에서 임금인상을 수용하는 것이 노사 모두 좋은 결과를 얻을 수 있겠는가 예측하는 것이 곧 판단이라는 것이다.

개인의 경우 다양한 욕구 중에서 어느 욕구를 먼저 선택하여 추구하고, 어느 욕구는 일시적으로 혹은 영원히 포기할 것인가 결정하는 것도 미래예측에 의해서 이뤄져야 한다. 예측이 올바를수록 욕구충족이 순조롭게 되므로 후회할 일이 없겠지만, 예측이 어긋난다면 욕구충족에 실패해서 스트레스에 직면하게 될 것이다. 따라서 예측은 홧병에서 중요한 문제다. "이것이냐 저것이냐(키에르케고르)" "사느냐 죽느냐 그것이 문제로다.(햄릿)" 모두가 예측에 달려있다.

어느 욕구를 포기하고 충족할 것인가 뿐만 아니라 십년을 좌우한다는 텔레비전 선택, 평생을 좌우하는 배우자 선택도 예측에 달려 있다. PDP를 살 것인가 LCD를 살 것인가, 착하지만 소극적인 배우자를 택할 것인가 사납지만 적극적인 배우자를 택할 것인가. 잘 선택하면 만족할 것이고 잘 못 선택하면 두고두고 후회한다. 선택을 잘하면 인생이 순조롭고 선택을 잘 못하면 가시밭길이다. 예측해 보지 않고는 선택하면 안 된다.

따라서 예측을 잘 하는 것이 중요한데, 예측을 잘하기 위해 필요한 몇 가지 덕성이 있다. 이런 조건을 갖춘 사람이 성격이 좋다할 것이다.

① 그 일과 관련된 많은 지식과 경험이 있어야 한다. 자신에게 지식이

없다면 전문가에게 배우거나 필요한 정보를 늘 구하려 공부하는 자세가 있어야 한다.
② 집착이 적어야 한다. 집착은 시야를 좁게 만들어 많은 지식이 있어도 활용할 수 없게 만든다. "보고 싶은 것만 본다."는 사람은 예측을 잘 할 수 없다. (욕구문제)
③ 고정관념이 없어야 한다. 한번 크게 성공한 사람은 그 방법을 고수하려는 경향이 있다. 고지식한 사람은 도덕률이나 관습을 통해 판단하려고 한다. 이런 고정관념 역시 지식의 원활한 활용을 막는다. (기억문제)
④ 객관적이어야 한다. 자신의 판단이 과연 좋은 결과를 이끌어 낼지(맞는 것인지) 항상 검토할 수 있어야 한다. 잘못이 있다면 즉시 수정할 수 있어야 한다.
⑤ 논리적이어야 한다. 데이터를 처리해서 결론에 이르는 과정에 논리적 오류가 없도록 주의한다.
⑥ 최선을 다한다. 이상의 모든 조건을 갖추어도 예측은 예측일 뿐, 미래는 아무도 모르는 법이다. 또한 확보한 지식이 당면 문제에 부합되지 않을 수 있다. 따라서 '틀림없다'고 주장하는 일이 없어야 한다.

어떤 일은 좀처럼 예측하기 어려운 반면 어떤 일은 예측하기 어렵지 않으므로, 비록 미래는 아무도 모르는 일이지만 위와 같은 노력을 한다면 비교적 쉬운 많은 문제를 정확히 해결할 수 있을 것이다. 앞서 예를 든 텔레비전, 배우자의 선택 혹은 건강을 지키기 위한 방법 등등은 얼마든지 예측할 수 있는 문제가 아닌가.

미래를 예측하려 노력하지 않는 사람은 너무나 뻔한 일도 잘못 판단하여 자신을 구렁텅이로 몰아넣는다. "담 너머로 소뿔이 보이면 소가 지나가는 줄 아는" 건 쉬운 일인데, 집착하고 고정관념에 빠져 있다가 "언 발에 오줌 누고" "아랫돌 빼어 위로 고이는" 어리석은 짓을 한다. 이를테면 삼풍백화점이나 씨랜드 주인이 그런 사람 아닌가?

결과를 예상할 수 있으면 욕구를 포기할 것인가 충족할 것인가, 어느 욕구를 선택하여 충족하고 어느 욕구를 포기할 것인가 판단하기 어렵지 않다. 또 일시적 해결을 시도했다가 낭패하는 일도 없을 것이요, 부적당한 해결에 집착하여 시간을 끄는 일도 없을 것이다.

노사가 대립할 때 만일 진지하게 회사의 미래를 예측하려고 한다면, 합의에 도달하기가 어렵지 않을 것이다. 양측이 가장 좋은 결과를 예측하고 모두가 만족할 수 있다면 그것이 바로 지혜가 아닌가. 이런 사람들이라면 욕구충족도 효과적이어서 홧병이 생길 리 없다.

10. 욕구포기

불가능한 욕구나 하고 싶지 않은 일은 욕구포기로 해결한다.
욕구포기 방법은 주관적 사고다.

욕구 중에는 시간을 구분하여 일시적으로 포기할 것도 있지만, 영원히 포기해야할 욕구도 있다. 이런 욕구는 보통 객관적으로 '불가능한 욕구'와, 주관적으로 '하고 싶지 않은 일'이 해당한다.

예를 들어 무협지 주인공처럼 맨몸으로 하늘을 난다거나 진시황처럼 영생불사하고 싶다, 산 채로 천국에 들어가는 휴거를 한다, 어디고 아픈 일 없이 살다 죽고 싶다는 등은 불가능한 욕구에 해당한다. 그리고 취향에 따라 할 수는 있지만 재미가 없는 일은 포기한다. 어떤 사람들은 남들이 죽자고 되려하는 의사가 싫어서 학교를 그만두기도 하는 법이다. "그 좋은 걸 왜 차버리고"하는 말을 들어도 "나는 이게 더 좋아"라고 할 수 있으면 욕구포기를 잘하는 사람이다.

첫째 경우, 불가능하기 때문에 포기하는 방법은 이솝의 〈신포도〉가 우화적으로 가르쳐 준다. 어느 날 여우가 길을 가다가 먹음직스런 포도를 보았다. 다만 너무 높은 곳에 달려 있어서 힘껏 뛰어도 따 먹을 수 없었다. 마지막 온 힘을 다해도 입이 닫지 않자 여우는 포기하고 가면서 "저 포도는 시어서 따더라도 못 먹었을 거야"했다는 것이다. 만일 영생불사 한다면 또 무슨 재미이겠느냐. 인생이 짧기 때문에 더 빛나는 거 아니냐고 생각한다면 신포도와 같다. 어둠이 있기 때문에 별이 빛난다.

둘째 경우, 가능하기는 하지만 하기 싫어서 그만두는 방법은 "평양 감사도 나 싫으면 그만"이라는 말에 함축되어 있다. 남들은 다 좋다고 하지만 난 싫어... 신문에 성공 스토리로 보도되는 사람들을 보면 종종 이런 사람들이 많다. 남들 좋다는 일들을 다 버리고 제가 좋아하는 일에 전력하다 보니 성공했다는 것이다. 동지 여러분도 한번 이렇게 해보시라. 성공이 어렵지 않을 것이다.

첫째 경우나 둘째 경우 모두 '주관적'이라는 특징이 있다. 그렇다. 욕구포기는 바로 주관적으로 해결하는 것이 좋다. 주관이란 남들이 뭐라 하던 혼자 편한 데로 생각해 버리는 것이다. 따라서 주관적 생각은 옳고 그른 것이 없다. 그렇게 생각해서 맘이 편하면 그만이라. "금보기를 돌 같이 한다."는 사람에게 금이 어떻게 돌과 같으냐고 따지는 건 무의미하다. 주관의 특성에 대해선 다음에 더 논한다.

욕구포기는 스트레스를 해소하는 대단히 유효한 방법이므로, 이것을 잘 해내면 좋은 점이 무지하게 많다. 어떻게 생각하든 마음만 편해지면 되기 때문에 이론상 어떤 스트레스든 포기를 통해서 모두 해소할 수 있다. 아무리 나쁜 사물이라고 해도 생각하기 나름이다. 심지어 아우슈비츠의 유태인처럼 정말 최악의 경우에 처했을 때라도 욕구포기를 통해 평안을 유지할 수 있다.

사실 암으로 시한부 인생을 사는 것처럼 어찌해볼 수 없는 경우엔 욕구포기 외엔 마음을 평안하게 만드는 방법이 없다. 죽은 뒤에 다시 태어난다거나, 어떤 다른 세상으로 간다는 생각은 금 보기를 돌 같이 하는 것처럼 당치 않지만, 죽음 앞에 선 사람에겐 큰 위안이 된다. 그래서 종교는 가난하고 권력 없고, 나이든 사람들의 훌륭한 안식이다. 기독교가 로마 하층민을 중심으로 번져간 것도 그들에게 욕구충족은 너무 어려웠기 때문이었을 것이다.

존경하는 선배 중에 한 분은 주걱턱을 가졌는데, 늘 이 주걱(턱)으로 행운을 벅벅 긁어 담아두기 때문에 자신의 모든 일이 술술 잘 풀린다는 말을 하셨다. 이분이 땅을 사고 10여년이 흐른 뒤 바로 코앞에 고속도로 인터체인지가 생겨서 그 말이 진짜구나 생각 들기도 하지만, 실제 그렇기야 하겠는가. 보통사람이라면 콤플렉스가 될 일도 주관을 어떻게 갖느냐에 따라 행운이 되기도 한다.

한 여성 홧병 동지는 방구석에 콕 박혀서 울기만 하다가 주위사람이 가보라고 해서 방문하였다. 사연인즉 원래 덧니가 있었는데 그걸 늘 불만스러워하다가 마침내 치과에 가 빼버렸다. 그랬는데, 빼고 나니 더 못생겨진 느낌이라 그렇게 울었다는 것이다. 이런 동지들은 주관을 통해 욕구 포기하는 법을 배워야 한다. 생각하기 따라 덧니는 사랑스런 모습의 키포인트 일수도 있는데…

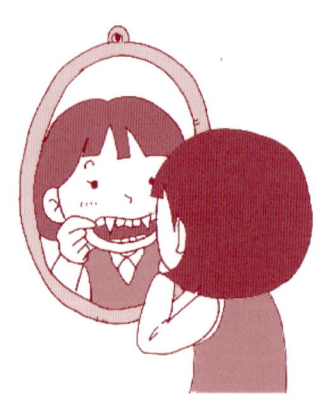

11. 주관적 사고

주관적 방법은 욕구포기 방법이라 욕구실현 때 사용하면 안 된다.
주관은 옳고 그른 것을 따질 수 없다.

주관이란 뭔고 하니 남이야 뭐라 하던 제 편한 데로 생각하는 방법이다. 종교는 주관적 사고의 한 전형이다. 세상은 다만 한 세상인데, 어떤 사람은 여호와가 주재한다 하고, 어떤 사람은 알라가 주재한다 한다. 사람들은 이 종교를 통해 현실의 쓰라린 고통을 해소시켜 버릴 수 있는데, 종교를 통해 평안을 얻는 방법은 로베르토 베니니의 영화 〈인생은 아름다워〉에서 귀도가 아들 조수아를 달래는 것과 같다고 본다.

"귀도는 아들 조수아와 함께 체포되어 유태인 수용소에 갇힌다. 귀도는 아들을 안심시키기 위해서 수용소 생활을 '상품이 걸린 게임을 하기위해' 들어온 것이라고 속인다. 조수아는 이 덕분에 무시무시한 수용소 생활을 마치 게임을 하는 것처럼 흥미진진하게 보낸다."

세상에 불의와 거짓, 폭력과 이기심이 횡행하여 정의라곤 조금도 찾아볼 수 없을 때, 우리는 기독교를 믿음으로서 예수가 우리에게 전파한 그의 '주관세계', 정의로우신 하나님이 예수를 우편에 앉히고 세상에 임하여 심판을 행하사, 악의 무리를 싹싹 쓸어 모아 가라지를 태우듯이 제거하고, 사랑의 계율을 지킨 하나님의 아들들은 영생의 특권을 주신다는 믿음을 가짐으로서 마음의 위안을 받을 수 있다. 이거야 말로 조수아와 무엇이 다른가.

아무튼 "하나님의 시험"으로 생각하든, "전생의 업보"나 "팔자 탓"이든 마음이 편안해 질 수 있으면 주관의 효용성은 충분하다. 주관이란 욕구를 포기하여 스트레스를 해소하는 방법이기 때문이다.

다만 주관을 사용할 땐 다음과 같은 주관적 사고의 특징을 이해하고 있으면 좋을 것이다.

① 주관적 사고는 사람마다 다 다르게 생각할 수 있는 백인백색(百人百色)일 수 있다. 욕구를 포기할 수 있으면 아무렇게 생각해도 다 좋은 것이기 때문에 사람마다 다 달라도 전혀 문제가 없는 것이 주관이다.
② 따라서 주관적 사고는 옳고 그른 걸 따질 수 없고, 따진다면 무식한

일이다. "금이 왜 돌이냐"고 물으면 바보라는 건데, 종교가 주관이라는 걸 상기하면, 종교적 교리를 놓고 논쟁하는 것처럼 바보스런 일도 없을 것이다. 물론 역사상 유명한 종교회의는 단순한 교리논쟁이 아니라, 정치사회적 현실문제가 교리논쟁의 배경이었다는 점에서 바보논쟁과 다르다. 즉 교리결정은 정치사회적 현실문제의 반영이지, 그 교리가 진리기 때문에 선택된 것이 아니라는 뜻이다. 따라서 교리를 진리라고 우기면 바보다. 혼자 생각하는 건 괜찮다.

③ 주관적 사고는 논리가 필요치 않다. 천둥 번개를 하늘의 분노로 해석하든, 에이즈를 신의 경고로 해석하든 그것이 욕구포기에 유용하면 충분할 뿐 왜 그러냐고 따질 필요가 없다. 다만 낙뢰나 에이즈를 현실적으로 예방(욕구충족)하려고 할 때 비로소 사실을 규명하고, 논리를 세워야 할 필요가 있다.

④ 따라서 현실적 문제를 해결하기 위한 토론에서 주관을 주장하는 건 절대 금물이다. 주관은 특성상 현실과 동떨어지기 쉽고, 옳고 그른 것을 규명할 수도 없기 때문에 토론이 혼돈으로 빠져들어 간다. 끝장 토론을 해도 평행선을 달린다면 그건 주관이기 쉽다.

1099년 7월 8일 예루살렘을 포위한 십자군은 '예리코의 성벽'이 무너지길 기도하며 단식하면서 맨발로 성 주위를 돌았지만 성벽은 끄떡도 하지 않는다. 그 뒤 성벽을 넘는 장비를 동원하여 5일간 집중공격한 후에나 예루살렘을 점령할 수 있었다. 아무리 열렬한 신앙이라도 필요한 행동을 하기 전이라면 신앙만으론 아무것도 변화시키지 못하는 법이다.

중세의 천주교 법정은 갈릴레이의 지동설을 거짓으로 판정했다. 하지만 판결이야 어떻든 "그래도 지구는 도는 법"이다. 오늘날에 진화론에 대한 기독교인의 태도가 어떻든 진화는 그래도 계속 되는 일이다. 창조론은 주관이고, 진화론은 객관이기 때문이다. 창조론은 그렇게 믿는 사람한테만 유용하지만 진화론은 진화론을 거부하는 사람도 피해갈 수 없는 현실이다. 믿든 안 믿든 진화론에 바탕을 둔 의학적 기술은 누구에게나 적용된다.

거듭 말하거니와, 주관은 욕구포기의 방법이고, 객관은 욕구실현의 방법이다. 이 둘을 혼동하여 욕구충족할 일에 주관을 주장하는 일이 없어야 한다. 신앙 때문에 수혈이나 군 입대를 거부한다던가, 고쳐씨병 같은 신체질환을 기도로 고친다 하면 스트레스가 가중될 뿐이다.

12. 욕구충족

욕구충족을 통해 행복한 삶을 만든다.

객관적으로 가능한 일, 주관적으로 하고 싶은 일은 욕구충족을 해야 한다. 욕구충족은 선조들의 방법을 잘 배우고, 자신만의 방법도 만들어 내야 한다.

욕구충족은 모든 사고와 모든 행동의 목적이라서, 곧 우리 삶의 목적이며, 희망이며, 즐거움이며, 행복이며, 쾌락이며, 그 이상 되는 모든 것들의 이유이다. 욕구충족이 이뤄지지 않는다면 삶은 스트레스로 가득 찬 고통일 뿐이다. 우리는 욕구충족을 통해 기쁨과 쾌락과 행복 편안함, 자부심 등등 모든 즐거움을 얻는다.

다만 욕구는 무한하고, 원하는 사물은 한정되어 있다는 구조적 문제 때문에 욕구는 항상 좌절되기 마련이고, 스트레스는 피할 수 없는 운명이다. 근본적으로 우리는 모든 욕구를 충족시킬 수 없지만 다행히 그래도 적지 않은 욕구를 충족시킬 수 있기 때문에 행복의 문은 항상 열려있다고 볼 수 있다.

그러므로 가장 이상적인 삶은 가능한 욕구는 충족시키면서 행복을 맛보고, 불가능한 욕구는 재빨리 포기함으로서 스트레스를 해소시키는 방법이다. 불가능한 욕구를 버리지 못하면 고통은 끝나지 않고, 가능한 욕구도 충족시키지 못하면 인생의 짜릿한 참맛은 맛 볼 수가 없을 것이다.

따라서 행복하고 건강하게 살려면 먼저 어떤 일을 포기할 것인가 충족할 것인가 판단해야 한다. 일반적으로 말해서 객관적으로 불가능한 일, 주관적으로 하고 싶지 않은 일을 포기한다면, 객관적으로 가능한 일, 주관적으로 하고 싶은 일은 충족해야 한다.

실제 일상에서 부딪히는 대부분의 일은 가능한 일이다. 이를테면 학업, 직장, 결혼, 건강, 존경받기, 부자가 되기 등등. 문제는 이걸 달성하기 위해 사용할 '방법'일 뿐이다. '방법'만 훌륭하다면 이 대부분의 일은 가능하니까 열심히 그 '방법'을 연구하고 실천해야 할 것이다.

흔히 들을 수 있는 어른들의 교훈을 잘 들으면 이 '방법'은 알기에 어렵지 않다. 열심히 공부하라, 최선을 다해라, 성의(誠意)와 진실(眞實)을 다해라… 이 말들의 의미를 재빨리 파악하고 그 뜻을 생활에 잘 적응할 수 있으면 하는 일이 성공할 것이고, 성공하는 만큼 행복한 생활도 보장될 것이다.

'하고 싶은 일'은 불가능해 보이지만, 그래서 실패한 확률도 많지만, 실패하더라도 해 보고 싶은 일을 말한다. 실상 위대한 발견은 다 이렇게 불가능한 일에 도전했던 선조들의 무모함 때문에 이루어졌다. 불가능한 일을 이루었을 때, 당연히 느끼는 쾌감도 클 것이 아니겠는가? 콜럼버스니 나폴레옹이니 라이트형제니 에디슨이니 하는 사람들처럼.

불가능에 도전할 때는 세상의 교훈에서 방법을 찾으려고 하면 부족할지 모른다. 아무도 가지 않은 길을 가기 때문에 전혀 다른 방향에서 독특한 방법을 익혀야 할 것이다. 그래서 욕구충족은 '세상의 교훈 + 자신만의 독특한 방법 = 성공'이 된다고 할 수 있다.
　뉴턴이 "거인의 어깨위에 서 있었기에 좀 더 멀리 볼 수 있었다."고 말한 것도 이런 예가 아닐까. 이전에 수많은 사람들이 이루어낸 빛나는 업적들을 속속들이 흡수한 다음, 거기에 자신만의 독특한 '방법'을 얹어 불가능에 도전함으로서 다른 사람들이 불가능하다고 여겼던 엄청난 일을 성공시키는 것이다. 이런 사람들의 업적은 '수많은 사람들에게 오랫동안 엄청난 이익'을 줌으로서 불멸의 명성을 갖도록 한다.
　이렇게만 성공하면 명예와 돈과 기쁨이 세트로 밀려드니까, 우리가 인생에서 정말 해볼 만한 일이 (욕구포기가 아니라) 바로 이런 것들이다.

13. 객관적 사고

욕구충족 – 현실적 문제는 객관적으로 사고하지 않으면 잘 되지 않는다.
　욕구충족하기 위한 '방법'을 모색할 때 반드시 고려해야할 문제가 하나 있다. 그것은 철저히 '객관적 사고'가 필요하다는 점이다. 주관적 사고가 '남이야 어떻든, 내 멋대로 한다.'는 것이라면, '내 생각 – 감정(욕구)과 지식(기억) – 은 어떻던, 사실에만 의존한다.'는 것이 객관적 사고다.
　이것은 욕구포기와 완전히 상반되는 방법인데, 그도 그럴 것이 욕구충족은 반드시 외계(外界)의 객관사물을 통해 이루어지기 때문이다. 밥을 먹고 싶으면 쌀이 있어야 하고, 가족을 구성하려면 배우자가 있어야 하고, 사업에 성공하려면 훌륭한 제품이 있어야 한다. 이때 쌀이나 배우자를 얻고, 훌륭한 제품을 만들려면 필요한 게 사실에 대한 정보지, 내 생각은 아닌 것이다. 어떤 386기업가가 신문에서 말했던 바와 같이 "내가 아무리 훌륭하다고 생각해봤자, 남이 시답잖게 보면 소용없다. 남들이 보는 내가 바로 정확한 나인 것이다."라는 생각이다.
　그래서 욕구포기가 주관적이면서 개인적인 특징이 있다면, 욕구충족은 객관적이고 보편적인 방법이어야 한다. 객관적이고 보편적이라면 곧 떠오르는 것, 바로 '과학'이 욕구충족에 적당한 방법이다. 과학이야말로 인류가 욕구를 충족하기 위해서 발전시켜온 모든 유익한 경험의 산물이 아닌가. 따라서 종교와 과학은 모두 우리가 스트레스를 해소하기에 반드시 필요한 '방법'이라 할 수 있다.

흔히 과학으로 대표되는 서양문명을 '물질문명'이라 하여, 동양의 '정신문명'을 선호하는 사람이 있지만, 본래 물질문명과 정신문명은 양수겸장으로 사용해야 할, 대립적이 아니라 보완적 수단이다. 욕구를 포기만 해서도 안 되고, 그렇다고 다 충족할 수도 없기 때문에 누구나 일에 따라서 종교적이 되었다가 때로는 과학적이 되어야 할 필요가 있다.

주관에 비해 객관적 방법은 다음과 같은 특성이 있다.
① 객관이란 보편성이 있어야 한다. 한 가지 방법이 백사람에게 다 적용될 수 있어야 한다. "언제 어디서 누가 사용해도 동일한 결과"가 나오는 것이 객관적이다.
② 따라서 객관적 사고는 옳고 그른 게 분명하게 나누어진다. 과학자들이 모여서 실험하고, 그 결과로서 어떤 과학적 가설을 옳은가 따져볼 수 있는 것이 객관적이다.
③ 객관적 사고는 논리가 필요하다. $A=B$, $B=C$ 라는 논증을 거쳐 $A=C$ 라는 결론을 얻어야 사실과 합치할 가능성이 많아지기 때문이다. 아무 근거 없이 $A=C$라 주장하면 사실에 맞지 않는 허무한 결과를 낳기 쉽다.
④ 그러므로 객관적 사실은 토론을 통해 결론을 내릴 수 있다.

따라서 주관적 문제는 토론의 대상이 될 수가 없는 반면, 객관적 문제는 토론의 의제로 설정될 수 있다. 말이 나온 김에 생산적 토론이 가능하기 위해서 필요한 조건들을 들어 보면 다음과 같다.
① 객관적 주제. 정치 경제 사회적 이슈들은 욕구충족과 관련된 객관적 주제들이다. 물론 종교 예술 등 주관적 분야라 하더라도, 그것에 영향 받는 사회현상은 객관문제이기 때문에 토론할 수 있다. 예를 들어 "유일신은 여호와인가 알라신인가?"는 토론의 주제가 될 수 없지만, "기독교 신앙이 십자군원정에 미친 영향"은 토론의 주제가 될 수 있을 것이다. 마찬가지로 '나의 주관'은 토론의 대상이 아니지만, '다수 민중들의 주관'과 그로부터 영향 받는 상품의 판매나 사회현상은 토론의 대상이 된다. 어찌 보면 주관과 객관의 구분이 난해하지만, 이걸 구분할 수 있어야 실패하지 않는다.
② 객관적 태도. 토론에 참여한 사람들이 사실을 중시하고 주관은 철저하게 배제할 수 있어야 생산적이 된다. 주관을 배제한다는 건 개인의 욕구와 기억에 좌우되지 말아야 한다는 말이다. 예를 들어 여성호주제를 토론하는데, 삼강오륜(기억)을 들먹이거나 "거 수염 없는 것들이 뭔 호주를 한다고"(욕구) 발언하면 안 되는 것과 마찬가지다.
③ 공동선의 추구. 공동선이란 참가자 모두가 이익을 볼 수 있는 걸 말한다. 일부의 이익만 주장하면 토론은 싸움으로 변할 것이다.
④ 미래예측. 실상 토론의 대부분은 공동선이 과연 얻어질 것인가 예측하는 데 사용된다. 주관을 배제하고 객관태도를 요구하는 것도 정확한 미래예측을 위해 필수적인 일이기 때문이다. 예측을 통해 공동선이 가능하다면 결론내리기가 어렵지 않을 것이다.

이처럼 욕구충족과 포기는 전혀 다른 방법을 필요로 하기 때문에, 정교(政敎)분리는 지극히 타당하다. 종교인은 정치인에 비해 아무래도 사회문제해결에 미숙하게 마련이기 때문이다. 이런 의미에서 오늘날 일부 종교인이 새만금 사업이나 천성산 터널 등 정책사업 과정에 뛰어드는 것은 위험하다. 만일 종교인이라도 그가 가진 모든 주관을 버리고 철저하게 객관적이 된다면 모르지만.

욕구를 포기할 것인지 충족할 것인지 분명히 결정하고, 이에 따라 주관과 객관을 잘 구분하여 사용하면 좋겠는데, 애석하게도 많은 사람들이 욕구를 잘 정리하지 못할뿐더러, 주관과 객관도 혼동하며 살고 있다. 그 결과 개인적 사회적 스트레스가 증가하고 홧병과 같은 비용도 증가한다. 주관과 객관을 혼동하는 한 예로 한의학을 들어보자.

의학은 욕구충족을 위한 과학의 한 분야다. 당연히 지극히 객관적이어야 하는데, 〈동의수세보원〉을 대하는 일부 한의사들의 태도를 보면 그렇지 않다. 〈동의수세보원〉의 앞부분을 구성하는 〈성명론〉〈사단론〉 등은 지극히 주관적이어서 이는 의학이 아니라 '철학'에 해당한다. 물론 철학이라 해도, 성경처럼 많은 사람들이 그 주관을 받아들여 욕구포기에 응용하게 한다면 그대로 가치가 있겠지만, 〈성명론〉등은 이해하기 어렵고 당연히 공감하기도 어려운 내용이어서 '쓰레기'라 불러도 알맞을 정도다.

하지만 이 〈성명론〉등을 심오한 글로 여기고 침이 마르게 극찬하는 한의사들이 있는 걸 보면 의외로 많은 사람들이 주관과 객관을 가려사용하지 못한다는 말이다. 이처럼 배웠다는 사람들도 잘 구분하지 못하는 주관과 객관이다.

14. 주관과 객관의 원활한 활용

주관과 객관은 모두 필요하며, 각기 알맞게 써야 한다. 혼동하면 안 된다.
주관은 욕구 포기에, 객관은 욕구실현에 적당한 방법이다.

주관과 객관을 원활하게 활용하지 못하는 이유는
① 사람들이 자신의 욕구에 주의하지 않음으로서 자신이 무엇을 원하는지 잘 모른다. 때로 한 욕구가 다른 욕구에 의해 의도적 혹은 무의식

적으로 은폐되어 자각하지 못한다.
② 욕구를 잘 모르므로 충족할 것인지 포기할 것인지 명확하지 않고, 모두 충족하려고만 한다.
③ 혹은 한 가지 사물에 다양한 욕구가 동시에 작용하고 있다는 점을 간과한다. 흔히 한 가지 사물에 한 가지 욕구만 있는 것으로 착각하는 사람이 있다. '좋다 나쁘다'는 판단이 명쾌한 흑백론자들이 그런 예다.
④ 종교의 본질은 주관이라 해도, 종교행위는 객관적 현상인데, 이를 구분하지 못하면 주관적 방법으로 욕구추구가 가능하다고 믿는 사람이 생긴다. '믿습니다'하면 돈도 벌고 남북통일도 될 거라고 생각하는 사람이 그 예다.

만일 이런 사람이라면 스트레스 해소가 쉽지 않을 것이기 때문에 홧병이 발생할 여지가 많아진다. 혹 홧병동지들은 자신에게 이런 경향이 있지 않은가 잘 살펴서 있다면 얼른 고쳐야 한다. 그러니까 다음과 같이 해야 한다.
① 자신의 욕구를 분명히 깨닫도록 한다. 입고 먹고 사랑하는 것에 대한 평범한 욕구부터, 개인적인 특수한 욕구까지 자신 안에 있는 다양한 욕구를 늘 살펴서 '의식화'하도록 노력한다. 특히 충돌하는 욕구를 분명히 파악하고, 자신에게 정직해서 은폐되는 욕구가 없도록 한다. 어떤 욕구는 정신분석이 필요할지 모르지만, 대부분 욕구는 시간을 두고 자신을 관찰하다보면 대개 알 수 있다.
② 어떤 행동 뒤에 숨어있는 욕구를 밝혀내서, 그것을 포기할 것인지 충족할 것인지 분명히 결정하는 게 좋다. 이러기도 싫고, 저러기도 싫으면 상반되는 두 가지 욕구가 있는 것이다. 어느 하나를 포기하도록 한다. 이래도 마음이 놓이지 않고, 저래도 마음이 놓이지 않으면 모든 욕구를 다 이루고 싶어 하는 것이다. 포기를 배워야 한다.

③ 한 가지 사물에 한 가지 욕구만 의식하지 않도록 한다. 예를 들어 맛있는 음식이 먹고 싶다고 맛있는 음식만 찾아서는 안 된다. 체중을 늘리지 않고 건강을 지키려는 욕구도 존재한다는 걸 잊지 말자. 한 가지 욕구만 생각하면 "맛있는 음식은 좋다." 건강에 대한 욕구도 생각하면 "맛있는 음식은 (나쁜 면도 있기 때문에) 절제해야 한다."

이렇게 한 가지 사물에 두 가지 이상 욕구가 관련되면, 이 역시 한 가지는 충족하고 한 가지는 포기할 수 있어야 한다. 맛있는 음식을 먹어도 될 경우(결과가 좋을 경우) 걱정 말고 맛있게 먹는다. 먹어선 안 되는 경우 포기한다. 또는 동시에 충족과 포기를 추구해야 할 때가 있다. 이럴 때는 주관과 객관을 동시에 사용할 줄 알아야 한다.

예를 들어 언제 죽을지 모르는 전장에 나가는 사람은 보통 도망가고 싶은 욕구와 싸워 이기고 싶은 욕구가 함께 있을 수 있다. 결과를 생각할 때 싸워야 하겠다는 판단이 서면, 도망가고 싶은 욕구는 포기해야 한다. 이때 종교를 통해 도망가고 싶은 욕구를 포기하고, 과학적인 방법으로 싸움에 이기려고 해야 효과적일 것이다. 출정식에 참석하는 종교인의 역할은 병사들이 도망가고 싶어 하는 욕구를 포기하도록 할 뿐이지, 신(神)이 전쟁을 이기게 해주는 것은 아닐 것이다.(말은 그렇게 해야겠지만)

④ 교리는 주관적이지만 교단을 운영하고 신자를 관리하는 건 객관적이어야 한다. 주관적인 교리라 해도, 공감을 얻고 교단이 부흥하려면 교리가 누구에게나 손쉽게 이용되는 보편성이 있어야 할 것이다. 사람들이 이해하기 어려운 교리나, 인간의 심성과 어긋나서 이용하기 어려운 교리를 가지고 있다면 그 종교는 성공하기 어렵다.

예술도 마찬가지다. 예술의 본성은 주관적 만족을 얻는 것이지만, 사람들한테 인정받고 싶다면 보편성을 지녀야 한다. 누가 보고 듣든 마음이 편해지는 예술(객관성을 확보한 예술)이어야 성공할 것이다.

욕구를 분명히 이해하고, 포기인지 충족인지 결정한 다음 각기 알맞게 주관과 객관을 사용한다. 이렇게만 하면 인생은 불행 끝, 행복 시작이다. 홧병동지들의 문제는 대부분 여기에 있을 것이다.

15. 넓고 멀리 - 궁극의 홧병해결법
넓고 멀리 보면 주관과 객관이 융합 조화된다.

홧병해결의 힌트를 얻기 위해 불경을 뒤적거리던 중 한 가지 의문에 봉착했다. 성경이 '주관적 존재(여호와)'를 대상으로 '주관적 신앙(믿음)'을 바탕으로 하여, '예수의 주관(하나님의 아들)'을 받아들이고, '주관적 사건(심판의 날 도래)'을 대비하며, '주관적 세계(천국)'에 갈 수 있기를 기원하는 등, 주관으로 점철되는 반면, 불경은 "보고 듣고 느끼고 생각하고 행동하고 알고 있는 것이 모두 공(空)이며, 이것이 공인 줄 알아서 모든 스트레스를 극복했다.(色卽是空 空卽是色 受想行識 亦復如是, 照見五蘊皆空 度一切苦厄)"는 등 지극히 주관적인 구문과, "산은 산이고 물은 물이다, 버드나무 푸르고 꽃은 붉다.(柳綠花紅)"와 같은 지극히 객관적인 언어가 동시에 존재하기 때문이었다. 이런 객관적 언어는 불교가 단순한 종교가 아니라는 걸까?

불교의 오의(奧義)가 일반인에게 감추어져 있는 게 아니라면, 나는 조심스레 '그렇다'고 대답하고 싶다. 흔히 종교는 다 같다는 둥, 꼭대기 올라가면 다 만난다는 둥 얘기하지만, 기독교인이 이교도와 다르다고 보는 것만큼이나 (그러나 다른 의미로) 불교와 기독교는 다르다고 본다. 기독교가 지동설이나 진화론에 저항하면서 주관을 지키려고 노력해 온 반면, 불교는 무한히 생각의 폭을 넓힘으로서 마침내 주관과 객관을 합치시키는 경지에 도달했기 때문이다. 그래서 불교적 입장에서는 지동설이든 진화론이든 어느 것도 아무 영향이 없다.

앞에서 욕구포기와 충족을 구분해서 포기는 주관으로 충족은 객관으로 해결해야 한다고 주장한 바 있다. 하지만 이것은 짧은 시간과 좁은 공간을 무대로 스트레스 해소를 모색할 때일 뿐, 만일 한 없이 긴 시간과 넓은 공간을 사유할 수 있으면 포기할 일은 절로 포기가 되고, 해야 할 일은 절로 하게 되어서 굳이 포기냐 충족이냐 판단하기 위해 머리 쓸 필요가 없다.

불교에 있는 겁(劫)이란 말은 "사방과 상하로 1유순(由旬:약 15 km)이나 되는 철성(鐵城) 안에 겨자씨를 가득 채우고 100년마다 겨자씨 한 알씩을 꺼낸다. 이렇게 겨자씨 전부를 다 꺼내어도 겁(劫)은 끝나지 않는다. 또 사방이 1유순이나 되는 큰 반석(盤石)을 100년마다 한 번씩 휜 천으로 닦는다. 그렇게 해서 그 돌이 다 마멸되어도 겁(劫)은 끝나지 않는다(〈잡아함경〉)"이라고 한다. 대충 계산해도 우주가 빅뱅으로 생겨났다가 다시 점으로 응축되는 시간이 되지 않을까 하는 시간이다. 또 불교에 육도(六道)란 말이 있어 천상(天上) 인간 아수라 축생 아귀 지옥 여섯 세계가 불교의 공간적 무대다.

만약 이렇게 넓고 멀리 생각할 수 있다면, 보고 듣고 생각하고 아는 것들이 모두 공(空)이라 함직 하다. 그 크고 긴 세상에 대해 내가 느끼고 아는 것은 대체 얼마나 좁고 작은 것인가. 이 광대한 우주에 먼지만한 일을 가지고 희비하고 있으면 공(空)한 일이 아닌가.

넓고 멀리 생각하면 구부러진 우주 때문에 일직선으로 달리는 빛이 다시 제 자리로 돌아오듯이, 점에서 생겨난 우주가 다시 점으로 돌아가듯이 영원(永遠)의 문제는 지금 이 순간으로 돌아온다. 그렇게 긴 시간과 넓은 세상에 공(空)과 같이 보잘 것 없는 우리 인생은 어떻게 살아야 과연 잘 살았다 할 것인가? 선조들의 결론을 따르면 "지금 이 순간에 최선을 다한다."는 것이다.

최선이 무엇일까 하는 건 잠시 뒤 논할 것이지만, 일단 최선을 행복하게 사는 것이라고 정의하자. 행복이란 욕구가 충족되었다는 뜻이고, 욕구충족은 우리 삶의 모든 것이니까. 즉 지금 이 순간 행복하기 위해 최선을 다한다는 것이다. 이건 알렉산더와 디오게네스 간에 있었던 대화와도 비슷한데, 평생 수고하고 무거운 짐을 지는 건 행복하기 위해서다. 그런데 한 순간 한 순간 행복하게 지내면? 행복하게 살려고 애쓰다 행복하게 살지 못하는 건 바보 아닌가?

넓고 멀리 생각함으로서 지금 이 순간 행복하게 살자고 생각하는 건 '알고 보니' "부자도 별수 없더라." "영웅호걸에 절세가인도 흙이 되는 건 똑같더라"는 생각에 자신의 처지에 만족하는 것과 똑 같은 사고다. 파랑새를 찾아 온갖 고생을 하고 보니 집에 있더라는 말이다.

"쓸데없이 욕심 부릴 필요가 없다."(욕구포기) 그래서 "이 순간을 만족하며 산다."(욕구실현)는 모두 '알고 보니' 생기는 한 덩어리 생각이다. 욕구를 구분해서 포기할까 실현할까 고민할 새도 없이 해결되어 버리는 것이다. 이게 내가 이해하는 불교의 스트레스 해소법이며, 객관과 주관이 자연스럽게 한 덩어리가 되는 경지다.

이런 방법은 불경에 말한 대로 "최고의 올바른 깨달음에서 나오는 지혜(阿耨多羅三邈三菩提)"라 할 수 있어서, 이렇게만 하면 욕구사이의 갈등도, 욕구와 양심사이의 갈등도 모두 술술술 풀려지게 되어있다.

하지만 보통 수양을 겪지 않으면 이처럼 넓고 멀리 보는 견해를 가질 수가 없다. 욕구가 자꾸 마음을 좁고 급하게 만들기 때문에 최고의 지혜는 좀처럼 자기 것이 되지 않는다. 아무래도 아누다라(최상의) 지혜는 어렵다면 욕구를 잘 정리하면서 실 일이다.

16. 마지막에 의지(意志)가 필요하다.

완전한 미래예측은 불가능하다. 또 내가 어떻게 하는 가에 따라 결과가 달라진다. 이렇게 유동적인 결과에 대해 의지로서 대응한다.

의지는 결과에 대한 긍정적 신념과 노력이다.

홧병에서 벗어나려면 욕구를 잘 다루어야 한다. 포기할 것은 포기하고, 충족할 것은 충족하되 이것도 저것도 아닌 중간상태는 용납하면 안 된다. 그리고 포기와 충족 선택은 미래예측을 통해 결과가 좋은 쪽으로 결정해야 한다. 그런데 여기 한 가지 문제가 있다. 미래는 아무도 알 수 없다는 사실이다.

예측이 비교적 쉬운 일도 있지만, 좀처럼 예측하기 어려운 일도 많다. 욕하면 상대방이 화낼 것이라는 예측은 쉽지만, 주식이나 부동산 투자를 어떻게 해야 결과가 좋을지 결정하기는 정말 어려운 법이다. 이때 필요한 것이 의지(意志)다.

욕구 포기할 때 "평양감사도 나 싫으면 고만"이라는 것도 의지지만, 불확실한 예측에도 "나는 이 길을 간다."고 할 수 있으면 의지의 한국인이다. 의지는 또 노력이라는 뜻도 포함한다. 어떤 일은 개인의 노력에 의해서 결과가 달라질 수 있는데, 어떤 노력이든 아끼지 않음으로서 반드시 성공시키겠다는 결심을 가지면 그것도 의지이기 때문이다.

의지를 갖고 추진할 때, 결과가 나쁘게 나와도 절망하지 않을 수 있다. 어차피 미래예측은 불확실하기 때문에 어떻게 해볼 수 있는 문제가 아니었기 때문이다. 다만 실패를 통해 배운 경험을 값어치 있게 생각하고 다음에 다시 실패하지 않도록 자신을 다잡는 수밖에 없다. 어차피 "일은 사람이 하지만 성패는 하늘이 가른다.(盡人事待天命)" 아닌가.

5장. 올바른 판단

얼마 전 대통령은 잘 못한 일이 별로 없다 하고, 어떤 신문은 잘한 일이 별로 없다고 주장하는 기사를 보도하였다. 네티즌 사이에서도 전혀 상반되는 의견이 난무하였는데, 그렇다면 어느 말이 옳은 것일까? 툭하면 벌어지는 인터넷 논쟁을 보면서 홧병 동지들은 누구의 말이 왜 옳다고 판단하는가?

올바른 판단은 홧병에서도 중요한 문제다. 일어나서 잘 때까지 먹고 입고 사랑하고 일하면서 수많은 판단을 내려야 하는데, 잘 못 판단함으로서 마음 아프고, 걱정하고, 후회하지 않았었는가? 만일 늘 판단이 올바르다면 모든 일이 순탄하게 해결되어 갈 것이다. 이렇게만 하면 홧병도 생길 리 없으니 올바른 판단이 무엇이며 어떻게 가능한지 반드시 한 번 생각해 봐야한다.

1. 판단하는 세 가지 방식

사람들이 옳다 그르다 말할 때 보통 세 가지 방식을 사용한다.
욕구와 초자아, 그리고 자아가 판단의 세 가지 방식이다.
욕구와 초자아에 의한 판단방식은 좋지 않다.

요즘 떠들썩한 사회 이슈들, 전작권 환수, 북핵, 한미FTA, 새만금간척 등을 동지들은 어떻게 판단하는가? 아니 그보다 더 급한 자신의 문제들, 진학 취업 결혼 사업 등을 어떻게 판단하고 있는가? 무엇 때문에 자신의 판단이 올바르다고 생각하고, 그 일을 추진하는가? 혹은 자신의 판단을 무슨 근거로 다른 사람들에게 설득하려 하는가?

아마도 동지들은 다음 세 가지 방식 중 어느 하나로 판단을 하고 있을 것이다.
1. 욕구를 근거로 판단. 자신이나 가족에게 이익이 되면 좋다하고, 해가 되면 나쁘다 한다.
2. 양심이나 이상(理想)을 근거로 판단. 도덕, 계율, 법률, 풍습 등 사회적 규율에 합치되면 옳다하고, 위배되면 틀리다 한다.
3. 좋은 결과에 대한 예측을 근거로. 미래예측을 통해 좋은 결과가 올 것이라고 믿기 때문에 옳다하고, 나쁘게 될 것이기 때문에 틀리다 한다.

앞에서 나온 '생각의 흐름'을 기억하고 있는 분이라면, 금방 이 세 가지는 결국 욕구, 기억, 자아라는 성격 3요소 중에서 어느 요소가 더 강한 역할을 하는가에 따른 차이라는 걸 아셨을 것이다. 양심이나 이상은 기억의 일부를 말하고, 결과를 예측하고 적절히 판단하는 정신기능은 곧 자아다.

누구나 욕구, 기억, 자아 3요소가 있고, 이 3요소에 의해 사물에 대한 이해와 대응이 결정되며, 이 과정에서 개인적인 성향이 생기면 그것을 성격이라 한다. 즉 위 세 가지 판단 방식은 그 사람의 성격적 특징을 표현하는 말이기도 하다. 욕구가 강해서 자아와 기억이 상대적으로 위축되면 1번 성격, 기억의 일부분인 양심과 자아가 강해서 욕구와 자아가 상대적으로 약하면 2번 성격, 자아가 강해서 욕구와 기억의 영향을 덜 받으면 3번 성격이다.

①번과 ②번 성격은 '좋지 않다.' 이런 방식은 스트레스를 '신속하고 완전하게' 해결할 수 없기 때문에 홧병이 발생하기 쉽다. 만일 어떤 사회에 ①번이나 ②번 성격이 많다면 그 사회는 몹시 시끄럽고 혼란스러울 것이다. 왜 그런가 한번 생각해 보자.

2. 감정적, 이기적이면 위험

이해에 따라 판단하는 것은 좋지 않다.
감정적 즉흥적 선동적 판단은 욕구에 의한 판단이다.

①번은 개인 혹은 소집단의 이익에 맞으면 옳다고 하고, 해가 되면 나쁘다하는 경우다. 김영삼 대통령 시절 한·약분쟁이 발생했을 때 '집단 이기주의'라는 말이 등장했다. 한 직능단체의 주장이 사회전체에는 이롭지 않았다는 의미다. 마찬가지로 전체를 위태롭게 하는 개인의 이익주장은 이기심이라 한다.

사회적으로 어떤 이슈가 인터넷에 보도될 때마다 온갖 꼬리말이 붙지만, 그 대부분이 감정적이라서 정작 쓸모 있는 의견은 별로 많지 않다. 감정이란 욕구 때문에 발생하는 정서니까 어떤 의견이 감정적이라고 느껴지면 이게 곧 ①번 방식으로 판단되고 있다는 뜻이다. 이런 반응은 사람들이 뭘 원하는지 알게 해주긴 하지만, 정책을 결정하는데 전혀 도움이 되질 않는다.

왜냐하면 감정적 반응을 따랐다간 잘못될 가능성이 아주 많기 때문이다. "욱하는 마음에 일을 저질렀다"는 말이 있는 것처럼, 성질대로 하다간 실수가 많아진다. 이것은 욕구가 본래 충동적이고 무조건적 충족만을 요구하는 특성이 있어서 앞날 같은 건 생각지 않기 때문이다. 아무리 여론이라고 해도 감정적이라고 생각되면 조심해야 하는 이유가 이 때문이다.

그래서 ①번 성격을 이기적이며 감정적이라 한다. "농민 다 죽이는 FTA를 반대한다!" "우리 민족인 북한을 압박하는 미국은 나쁘다!" 등, 일부 집단의 이익을 판단의 이유로 내세우든가, 혈연을 강조하여 같은 이익집단임을 주장하는 등이 여기에 해당하는 예라 할 수 있다. 이슈와 관련된 이익집단의 이기심을 자극하여 여론을 바꾸려하면 선전선동이라 한다. 선전선동이 안 좋은 이유는 결과가 나쁘기 때문이다.

이기적이고 감정적이 되면 이해집단의 갈등이 첨예하게 대립하면서 타협이 어려워지고, 이슈를 선점하는 소수집단이 사회전체의 이익을 압도하는 일이 생기고, 그 결과 전체 사회 비용을 증가시킨다. 만일 이런 경향 때문에 '모두에게 이익 되는 결과'를 얻을 수 없다면, 그 사회는 '만인이 만인에 대해 투쟁'하는 상태가 되어서 사회기능을 잃고 결국 어느 누구도 자신의 이익을 찾을 수 없게 될 것이다.

하지만 우리사회는 아직도 이런 목소리가 결코 작지 않다. 인터넷 댓글에서 보듯이 감정적이면서 이기적인 목소리들이 마구 쏟아진다. 감정적인 사람은 반응이 빠르기 때문에 무슨 일이 있으면 즉각 냄비처럼 끓어오른다. 당연히 홧병도 많다.

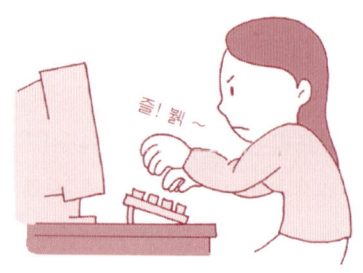

3. 퇴계가 죽어야 나라가 산다.

도덕이나 법률 등 이미 정해져 있는 기준에 의해 판단하는 것도 좋지 않다. 양심이라고 무조건 따르면 좋지 않다. 양심도 고정관념이다.

②번 성격은 도덕적 이상(理想)과 종교적 계율이나 법률 등을 근거로 옳다 그르다 판단하는 방식으로서, 이 또한 좋은 방법이 아니다. 도덕률이나

법률이 양심의 내용이므로, 이 말은 곧 양심을 따르면 좋지 않다는 말이다. 물론 이 말은 양심을 부정하는 게 아니라, 양심보다 더 낳은 방식을 배워야 한다는 뜻이다.

성격의 성장과정으로 볼 때 양심대로 행동하는 건 15세 정도, 중학생 정도의 지성(知性)에 해당된다고 본다. 사람이 처음 태어나면(1세에서 7세) 욕구대로 행동한다. 그러다 부모나 선생으로부터 규율을 배우고 사회에 적응하게 된다.(8세에서 18세) 이 나이엔 규율을 잘 지키면 되지만 대학생이나 사회인이 되면 좀 더 나은 행동양식인 자율 - 스스로 판단하는 능력이 필요해 진다.

쉬운 예를 들면 이렇다. 일본 순사가 독립군을 잡으러 왔다가 마침 집에 있던 8세 아들에게 아버지가 어디 있느냐 물었다. 이 아이는 평소 거짓말을 하면 안 된다는 교육을 받아왔기 때문에 곧이곧대로 아버지 있는 곳을 순사에게 가르쳐 주고 말았다. 아버지가 잡혀가자 삼촌이 와서 아이를 나무에 매달아 버렸다. 이 아이는 무엇을 잘 못한 것일까? 결과를 생각해 보지 않고 양심대로 행동한 것이 잘못이라 할 수 있다.

엄격한 도덕적 잣대를 가지고 행동하면 훌륭한 사람처럼 보이지만, 위의 예처럼 모자란 사람이라 할 수 있다. 양심적 행동이 개인적 문제에만 국한되면 실속 없는 정도지만, 지도자가 이런 사람이면 그 사회는 큰 비용을 지불하기도 한다. 최익현은 을사오적을 비난하고 자주독립을 주장하는 등 올바른 말도 했지만, 시대변화를 보지 못하고 '양이(攘夷)'를 주장하며 이미 효력이 다한 봉건지배체제의 수호를 위하여 갑오농민전쟁과 독립협회를 비난하였다.(실속 없는 경우)

조광조는 연산군이 초래한 사회혼란을 바로잡는다며 도학정치, 철인정치, 요순과 같은 성군정치를 이상으로 삼고 급진적인 개혁을 시도하다 결국 반발을 초래하고 사약을 받아 죽었다. 도덕만 주장하고 인간을 이해하지 못했던 까닭에 올바른 세상은커녕 더욱 혼란하게 만든 책임의 일단은 조광조가 져야 한다.

　이퇴계는 조광조보다 우리 사회에 더 나쁜 영향을 준 사람, 그야 말로 우리 문화의 암적 존재다. 그가 주장한 이기이원론은 이기(理氣)를 구별해서 이(理)는 성스럽고 오류가 없는 존재, 기(氣)는 천하고 이(理)에 종속되는 존재로 규정한 사상이다. 더욱 나쁜 건 사람들이 이기론을 연변(演變)시켜서 군신(君臣), 남녀(男女), 장유(長幼)도 이기(理氣)와 마찬가지 관계라고 생각하게 됐다는 점이다. 즉 임금, 남자, 나이든 사람은 성스럽고 오류가 없는 존재이며, 신하, 여자, 어린 사람은 위 사람들에게 종속된 존재로 받아들였다.

　오늘날 우리 민족성의 단점이라 할 수 있는 부분은 거의 전부 이 이기론적 상하관념과 연관 있다고 생각해도 좋을 정도다. 예를 들어 우리나라 사람은 성별, 나이, 직위, 학력, 재산 등 뭔가 상대방보다 우월한 점이 있으면 곧 자신을 이(理)에 속하는 사람이라 하고, 상대를 기(氣)적 존재라고 보아서, 아주 권위나 존경을 천부의 권리처럼 생각한다. 우습지만 웃을 수도 없는 심각한 일이다.

　우리말에 공대말이 고도로 발달한 동시 욕설도 그 이상 발달한 점, 위아래를 유별나게 따지는 동시에 유별나게 평등하기도 바라는 점, 보통사람도 높은 자리에 오르면 온갖 권위를 다 잡는 점, 정책을 토론하는 회의가 난데없이 훈계하는 자리로 종종 바뀌는 점, 토론을 해보자고 모여서도 "왜 반말이야?" "너 나이가 몇이야?" 등으로 전혀 상관없는 방향으로 논쟁이 흘러가는 점, 음식점 손님이 종업원을 마구 하대하는 점, 상사가 하급 직원에게 권위적인 점(보도에 의하면 한국의 상사들이 가장 불만스럽다고 함) 등등이 모두 이기론의 영향을 받은 조상의 덕이다.

　퇴계가 본래 "진리의 표준을 높이 드러내고 사회를 바로잡겠다."는 숭고한 목적으로 성리학을 연구했다 하나, 도덕을 규정(糾正)하려한 잘 못 때문에 공보다 과가 많다. 이것은 그가 둘째 방식의 판단을 주장했기 때문이다. 아무리 높은 도덕이라도 인간의 본질을 이해하지 못하곤 좋은 결과를 이끌어 낼 수 없기 때문이다.

일전에 어느 분이 〈공자가 죽어야 나라가 산다.〉는 책을 냈지만, 좀 더 정확히 말하면 공자가 아니라 '퇴계(를 중심으로 하는 성리학)를 죽여야 나라가 산다.'할 것이다. 공자는 계층을 주장하긴 했지만, 한 가정에서 자연스럽게 형성되는 아버지와 아들의 관계를 이상(理想)으로 보고, 이걸 사회적 관계로 발전시키려 했을 뿐, 퇴계처럼 도그마를 만들어낸 게 아니다. 공자는 무죄다.

'어떻게 옳고 그른 걸 판단하는가?' 가르치지 않고, 이미 옳다고 정해 놓은 것만 가르치면 사람들의 성격이 성장하지 않는다. 정해 논 규율만 따라 시키는 건 백성을 중학생 정도로나 취급하는 것이다. 그래서 조선시대 후기는 성격미숙자를 대량으로 길러낸 시기이기도 하다. 얼어 죽어도 곁불은 쬐지 않는다는 도덕주의자가 넘쳤지만 결국 사회가 활력을 잃고 나라가 망하게 된 것도 어쩔 수 없는 일이다.

오늘날 "독재자의 딸, 차떼기 부패정당은 지지하면 안 된다." "자주국가로서 전작권은 당연하다."등의 발언이 횡행하는 것도 도덕만 주장하는 미숙한 사람들 때문이다. 대의명분으로 사람을 이끄는 것은 선동과 마찬가지다.

4. 명분과 이중성

도덕적인 사람이 위험하다.
생각(자아) 없는 양심은 이중성을 만든다.

이기적인 사람은 주위사람들로부터 고립되지만, 명분을 내세우고 도덕률을 주장하는 사람은 세력을 형성할 수 있어서 더 위험한 면이 있다. 만일 이런 사람들이 사회주도세력이 되면 그 사회는 몸살을 앓는다. 도덕은 본래 현실보다 높은 기준이기 때문에 세상을 도덕적 잣대로 바라보면 잘못된 일 투성이라. 모든 걸 뒤바꾸려하지만 이상적 사회는 불가능해서 그럴 능력도 없기 때문이다. 원칙에 급급하다보니 타협이 어렵고 반대세력을 용납하지 못하여 상대방 절멸이라는 극단적인 방법도 종종 선택하는 게 이런 방식의 사람들이다.

항우는 ②번 성격의 사람으로서, 의리와 낭만이 있어 멋있는 면도 있지만 ③번 성격의 유방에게 결국 지고 말았다. 전후 도합 24만에 이르는 진나라 병사를 하루 만에 땅에 묻어 죽일 수 있었던 것도 항우가 ②번 형의 사람이기 때문이다. 그렇게 행동한 결과가 자신과 추종무리들의 몰락이었다.

도덕적 기준에 맞는 세상은 애초부터 불가능하다. 이 때문에 세상을 바로잡겠다고 설치기는 하지만, 현실과 동떨어져 있기 때문에 결국 실패하기 마련이다. 그 한 예가 미국에서 실패한 금주법일 것이다. '술 없는 사회'는 대단히 이상적이지만, 사람들의 본성을 무시한 어떤 정책도 성공할 수 없는 법이다. 금주법이 부정부패와 범죄조직 창궐이라는 '광란의 1920년대'로 끝난 것은 도덕적 정책이 결국 어떤 결과를 낳느냐는 귀중한 경험이다.

금주법 실패교훈을 타산지석으로 삼아야 할 국내의 정책이 '성매매금지법'이다. 도덕주의자들에게 성매매는 용인할 수 없는 문제가 되겠지만, 술보다 더 오랜 인류의 관습이기도 한 성매매를 법으로 막을 수 있다고 생각하는 것 또한 비현실적이다. 아마도 이 법은 금주법과 같은 부작용만 남기고 결국 실패한 정책으로 남게 될 것이다.

개인의 성격 내에서 욕구와 양심의 충돌은 일상적으로 발생하는 주요 갈등이며, 이것을 어떻게 해결하는 가에 따라 그 사람의 스트레스 양상이 크게 달라진다. 욕구충동을 양심이 제어하지 못하면 문제지만, 양심이 지나치게 욕구를 압도해도 심각한 문제다.

양심은 사회에 적응하게 함으로서 종족보존과 개체보존이라는 인간욕구를 효과적으로 달성하기 위한 심리적 기능이라서 양심을 따르려는 의지는 그 길이 더 유효하다는 이해위에서 강화된다. 만일 이런 이해가 없다면 양심은 벗어버리고 싶은 거추장스런 구속일 뿐이다. 세상에는 양심을 왜 따라야 하는지 이해 못하는 사람들이 많다. 그들에게 일률적으로 도덕적 행동을 강제하는 건 사회적 스트레스를 가중시키는 결과만 낳을 것이다.

개인적으로도 도덕주의자는 그 높은 기준 때문에 여간해서 만족하지 못하고, 불평불만 자가 되기 쉽고, 자신이 도덕적으로 우월하다고 생각하여 타인을 자주 비판하고 혹은 무시하며 가르치려 하다가 반발을 받는 등 세 유형의 사람 중에서 가장 많은 스트레스에 노출된다. 실제로 이 유형의 사람이 홧병이 가장 많다.

어떤 사람은 언행이 일치된 고매한 인격을 가진 사람일 수 있으나 실제 이런 사람은 극히 드물고 대부분은 높은 도덕기준으로 세상을 재면서 막상 자신은 잘 따르지 못하는 이중성을 드러낸다. 〈교육론〉을 저술한 루소가 자기 자식은 고아원에 보냈다든지 하는, 주장과 행동이 다른 삶을 사는 사람은 수도 없이 많다. 이런 이중성이 원만하게 해결되지 않으면 스트레스가 증가하여 홧병이 되기 쉽다.

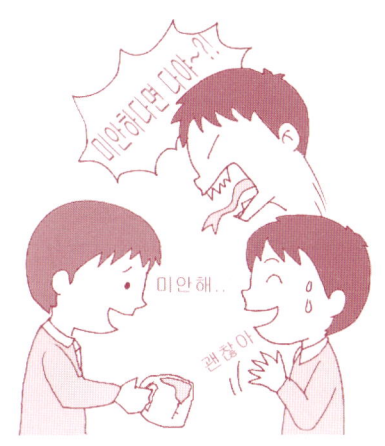

5. 결과가 좋다고 예측하면 올바른 판단이다.

좋은 결과가 예측되는 판단이 좋은 판단이다.

예측에 의한 판단은 스트레스를 줄여주고 갈등을 감소시킨다.

산업화 이후에 유교윤리가 힘을 잃자, 전통윤리에 집착하는 유림인사들이 "인의도덕이 땅에 떨어졌다."며 "말세다."라고 한탄했다. 말세라는 한탄이 나온 지 한 세기가 가깝지만 지금 이 세상이 조선시대보다 더 나빠졌다는 증거는 어디에도 없다.

간혹 연쇄살인범 같은 극악한 범죄가 일어날 때마다 유림만이 아니라 종말론을 주장하는 기독교 인사들까지 "세상이 타락했다."고 개탄하지만 조금만 객관적인 시각을 갖는다면 지금 보통사람이 누리는 자유와 경제적 풍요, 그리고 그들의 도덕수준이 역사상 초유라는 사실을 알기에 어렵지 않을 것이다. 단군 이래 우리나라 보통사람들이 이 시대처럼 잘 먹고 잘 살며 질서를 지키고 산 적이 있는가?

인의도덕이나 종교적 계율은 중학생 정도의 성격에서나 유용한 법이다. 성인이라면 마땅히 고정된 도덕이나 계율에 의해서 사물을 판단할 것이 아니라 그 모든 것이 어떤 결과를 낳느냐에 대한 예측으로 판단해야 한다.

결론부터 말하면 좋은 결과를 낳는 사물이 좋은 것이며, 그런 행동을 하는 것이 옳은 행동이다. 아무리 선한 의지를 가졌다고 해도 결과가 나쁘면 어리석은 짓이요, 아무리 양심에 어긋나는 행동이라도 좋은 결과를 낳으면 옳은 판단이다. 결과가 나빠도 선한 의지가 있었다면 경감되긴 하지만 죄는 분명한 죄다. 대통령이 아무리 양심적으로 떳떳하더라도 경제를 침몰시키고 국민의 삶을 고되게 만들었다면 죄인일 수밖에 없다.

거짓말이라도 결과가 좋으면 하얀 거짓말이고, 살인이라도 국가를 구하는 살인이라면 표창을 받는다. 문제는 어떻게 좋은 결과를 예측할 수 있느냐 일 뿐이다. 미래를 정확히 예측한다면 "모두가 예 할 때 혼자서 아니오 할 수 있다." 모두가 악행이라고 부르는 짓도 좋은 결과를 예측한다면 할 수 있는 법이다.

물론 인의도덕은 일반적으로 좋은 결과를 낳는다는 점에서 일단 참고하고 따르는 게 좋다. 하지만 결과를 생각도 안하고 무조건 도덕을 따른다는 건 그것이 언제나 좋은 결과를 낳는다고 믿는 것과 같기 때문에 어리석다.

　정말 옳은 판단은 이처럼 결과를 예측함으로서 가능해진다. 다만 앞에서 살펴본 바와 같이 정확한 예측을 하려면 집착과 고정관념이 없어야 하고, 지식과 경험이 풍부하며, 논리적이고 실제적으로 사고할 수 있어야 할 것이다. 미래는 아무도 모르는 일이라서 이 모든 것을 갖춘다고 해도 정말 정확한 판단은 불가능하다. 하지만 옳고 그른 것이 결과로서 판정된다는 사실만 인정해도 １번이나 ２번의 성격에서 생겨나는 여러 좋지 않은 점을 예방할 수 있다.

① 가장 큰 이점은 무엇보다도 이 방식이 스트레스를 줄여준다는 점. １번 형은 감정적이고 충동적이기 때문에 잘못을 저지르기 쉽고, 수습하기 힘들어 후회하는 일이 많다. ２번 형은 돈키호테처럼 무대포에 고집불통, 비타협과 오만한 행동 때문에 사람들과 원만한 관계를 맺는데 실패한다. 반면에 결과를 예측해서 올바른 행동을 하려는 사람은 급하게 행동하는 일이 없고, 사람들과 공동번영하려 하기 때문에 그와 같은 스트레스를 받지 않는다.
② 좌절하지 않는다. １번 형은 욕구가 좌절되면 절망하고, ２번 형은 이상이 실현되지 않으면 불만을 품고 세상을 등지는 일이 있으나, ３번 형은 다만 좋은 결과만을 위해 행동할 뿐이고, 결과가 나쁘게 나타나도 미래예측 능력의 불완전함을 인정할 뿐이다.
③ 대화와 타협이 가능. 감정적이거나 원리주의자는 '말이 통하지 않는 사람' '저만 잘났다는 사람'이 되기 쉽다. 하지만 좋은 결과를 얻으려는 사람은 고정관념이나 선입견을 배격하기 때문에 어떤 사람과도 타협하고 협조할 수 있다. 시종일관 투르크와 대결했던 요한기사단이 ２번 형이라면, 투르크나 요한기사단과 때로 싸우고 때로 타협했던

베네치아가 ③번 형이다.

이밖에도 많은 장점이 있지만 이 예만 가지고도 왜 우리가 ③번 형으로 판단해야 하는지 충분한 이유가 된다.

6. 무엇이 좋은 결과인가?

스트레스가 신속하고 완전하게 해결되면 좋은 결과다. 이런 결과가 예측되는 것이 옳은 것이다.

'좋은 결과가 예측되면 옳은 것'이라 할 때, 어떤 걸 좋은 결과라 할 수 있을까. 스트레스를 해결할 때 욕구를 '신속하고 완전히' 해결하면 좋은 것과 같이, 좋은 결과도 원하는 바가 '신속하고도 완전하게' 해결되는 걸 말한다. 신속하면 좋다는 데 더 말할 게 없지만, '완전하다'는 뜻은 조금 생각해 봐야 한다.

어떤 문제를 해결했을 때 반발이나 부작용 없이 해결되면 완전하다고 할 수 있다. 모르핀을 한 번 써서 설사를 멈추었다면 이는 완선한 해결이지만, 여러 번 써서 탐닉의 부작용이 생기면 완전하지 않은 해결이 된다. 모든 사람이 만족하는 해결은 완전한 해결이지만, 일부 사람한테 피해를 주면서 내 이익을 지키려 하면 이는 완전하지 않은 해결이다. 즉 모르핀을 사용할 때 부작용이 생기지 않는 한도, 이익을 지키려고 할 때 타인의 반발을 사지 않는 방법이 위에서 말한 '좋은 결과'에 해당한다는 말이다.

담배나 술을 끊지 못하는 사람이 '스트레스를 풀기 위해서'라고 말하지만, 이는 건강을 해치기 때문에 완전하지 못한 해결이다. 운동이나 취미활동 등이 보다 완전한 해결, 즉 '좋은 결과'가 예측되는 행동이다.

좋은 결과를 예측하기 위해선 두 가지 방향으로 생각의 폭을 넓힐 필요가 있다. 하나는 시간적으로 앞날을 생각해 보는 것, 또 하나는 나를 벗어나 이웃과 국가, 혹은 인류나 자연을 생각해 보는 것이다. 시간이 흘러 한 사건이 마무리 되는 시점에서 부작용은 없겠는가, 주위사람들로부터 반발은 없겠는가 예측해 본다.

개인이나 일부 계층만 많은 이익을 누리거나, 자신의 이익을 위해 다른 사람의 이익을 침해하면 당연히 반발이 생긴다. 이 때문에 빈부의 격차가 심해져도 문제고, 그렇다고 부자의 이익을 뺏어서 빈자에게 나누어 주는 것도 좋은 결과가 나오지 않는다. 가장 좋은 것은 부자와 가난한 사람이 함께 번영하는 방법이다. 즉 파이를 나누는 일보다 키우는 일이 더 옳은 일이다.

그런데 말이 쉽지 어떻게 모두 이익을 누릴 수 있단 말인가. 부자가 가진 걸 뺏어 나누는 건 얼른 이해가 가는데, 어떻게 부자와 내가 모두 이익을 누리는 방법이 있단 말인가. 재화는 한정되어 있고 원하는 사람은 많다. 그렇다면 필경 서로 먼저 차지하기 위해 경쟁해야 하는 것 아닌가? 석유는 한정되어 있고 필요로 하는 국가는 많다. 그래서 이라크 전쟁도 일어나는 것 아닌가?

앞에서 상반되는 두 가지 욕구를 모두 충족시키려면 4차원으로 생각의 폭을 넓혀야 한다고 하였다. 이 문제도 마찬가지다. 생각만 넓힐 수 있다면 모두가 이익을 얻는 방법이 불가능하지 않다. 석유라는 재화에만 집착하지 않고, 에너지원의 다양화가 예상되는 미래를 내다보면 생산국이나 소비국이 모두 만족할 수 있는 방법이 보이게 될 것이다.

생각의 폭을 넓히는 걸 '넓고 멀리보기'라 하자. 넓고 멀리보기는 ③번형 인간이 되기 위해 갖추어야할 필요조건이다.

7. 넓게 보기

좋은 결과를 가급적 정확히 예측하려면 반드시 시야가 넓어야 한다.

시야가 넓다는 것은 욕구주체 범위를 보다 넓게 생각해 보는 것이다.

'넓고 멀리 보기'에서 '넓게 본다.'는 욕구주체를 공간적으로 확대하는 걸 말한다. 즉 어떤 문제를 해결할 때 '나의 이익'보다 '모두의 이익'을 추구하는 자세다. '나' 혹은 '모두' 중에서 누구를 욕구주체로 보는 가에 따라 판단은 전혀 달라질 수 있다. 보통 판단에 동원되는 욕구주체를 작은 범주부터 큰 범주로 나열하면 다음과 같다.

개인 < 가족 < 단체 < 국가 < 인류 < 동물 < 생물 < 우주

예를 들어 개인의 입장에서 미운 사람은 죽이는 게 좋겠지만, 국가에서 살인은 범죄로 간주한다. 하지만 전장에서 적군을 죽이면 잘했다고 훈장을 주는 게 국가이기도 하다. 인류 전체의 입장에서 보면 적군이라도 죽이면 안 되고, 생물 전체로 보면 버러지 하나도 죽여선 안 된다.

선악의 기준이 이처럼 상대적이기 때문에 어떤 행동을 선이라 하더라도 항상 더 큰 범주의 선이 존재할 수 있다. 인간위주의 행동은 동물의 입장에서 악이고, 동물위주의 행동은 식물을 포함한 모든 생명의 입장에서 보면 여전히 이기적이다. 그러니까 애국이나 박애가 훌륭한 것이긴 하지만 최고는 아니다. 예수가 죄지은 사람을 위해 십자가에 못 박혔다 해도, 그건 '사람'의 이기적 행동일 뿐이다.

아무튼 일반적으론 큰 범주의 이익을 위하면 선이라 하고, 작은 범주의 이익을 추구하면 악이라고 한다. 그러므로 보다 큰 범주의 선을 추구할수록 좋은 걸로 본다. 예수나 석가가 위대하다 하는 것도 유대민족주의와 인간주의를 극복하고 보다 높은 선을 추구했기 때문일 것이다. '넓게 보기'는 이처럼 보다 큰 선을 추구하려는 자세를 말한다.

8. 최선은 개인과 사회가 함께 번영하는 것.

욕구주체 범주가 넓다는 건 나를 포함해서 보다 많은 사람들이 함께 이익을 얻는 걸 말한다.

그렇다면 우리는 항상 보다 상위의 선을 추구해야 옳을까? 가장 큰 범주인 우주의 입장에서 항상 사물을 보아야 할까? 당연히 그렇진 않다. 다음 일화를 생각해 보자.

A라는 사람은 사회봉사가 가치 있는 일이라 하여 열심히 활동한 결과 상장으로 방안 벽을 도배하다시피 많이 받았다. 훌륭한 일을 한 건 틀림없지만, 부인과 자식들의 원성이 높았다. 가장이면서 집안일을 등한히 하고, 가족들에게 벌려놓은 일 뒤치다꺼리만 맡긴다는 것이다.

A는 그런 가족이 못마땅하다. 자신은 고귀한 일을 하는데, 가족이 이해를 못해준다고 생각한다. "한 번은 아이들이 나들이가자 하기에 차에 태워 일부러 막히는 길만 다녔어요, 다시는 그런 말 안하게 말이죠." 이혼직전의 부부문제를 점검하는 한 텔레비전 프로에 나와 A가 한 말이다.

이 사람은 어디가 잘 못 되었을까? 사회를 위하여 가족을 희생시켰다는 말인데, 이게 문제다. 본래 '좋은 결과'는 누구의 희생도 없이 모두가 만족하는 결과여야 한다. 그는 마땅히 수신(修身) 제가(齊家) 치국(治國) 평천하(平天下)란 말처럼 단계적으로 '자신을 포함한' 보다 많은 사람의 이익을 추구해야 옳다. 자신을 희생시켜 많은 사람을 도와주는 행위는 때로 그럴 수밖에 없는 경우도 있겠지만 최선이라 할 수 없다.

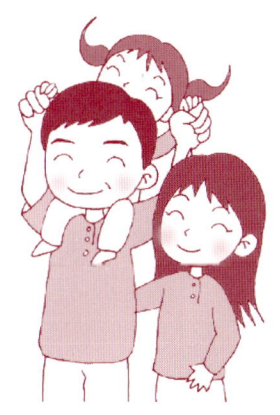

실제로 대인관계에서 양보를 많이 하는 '희생적 성격'을 가진 사람은 홧병이 많다. 한국여성에게 많다는 홧병은 여성들의 수동적이고 희생적인 태

도가 주요 원인이다. 욕구를 포기하지 않은 상태에서 수동적으로 양보하기 때문에 스트레스가 만성화하고, 홧병의 준비인자가 형성된다. 예수조차 "엘리 엘리 라마 사박다니"를 외쳤다는데, 우리 보통사람이 아무런 감정 없이 희생당하기 어려운 법이다.

개인을 위해 전체를 희생시키거나 전체를 위해 개인을 희생시켜선 안 되고, 개인과 전체가 함께 번영하는 것이 진실로 '좋은 것'이다. 화엄(華嚴)에 이른바 "하나는 전체를 위하고, 전체는 하나를 위한다."이다.

따라서 금욕적인 도덕주의, 본성을 무시하는 종교계율, 개인의 희생을 강요하는 '전체주의' '국가주의' 등은 모두 똑 같이 위험하다. 가미가제 특공대의 일본 전체주의가 어떤 결말을 낳았는지 우리가 잘 목도하는 바이거니와, 계율이나 도덕심에 불타 사회변혁을 추진하면 왜 항상 실패하는지 잘 기억해야 할 것이다.

9. 멀리보기

욕구와 욕구, 욕구와 양심, 양심과 양심 사이의 갈등, 즉 개인과 사회전체의 갈등은 멀리보기를 통해 해소할 수 있다.

멀리보기란 지금 이순간만 생각하는 것이 아니라 일정기간 후에 일어날 변화를 예측해 보는 것이다.

넓게 보기를 통해 개인과 전체가 함께 번영할 수 있는 길을 찾아야 하지만, 두 마리의 토끼를 동시에 쫓을 수 없는 것처럼 한꺼번에 이를 달성할 순 없을 것이다. 이때 필요한 것이 '멀리보기'다. 즉 시간을 두고 사냥을 한다면 두 마리 토끼를 모두 잡을 수 있듯이 긴 시간 속에서 방법을 찾으면 개인과 전체가 함께 번영할 수 있는 길이 보일 것이다.

개인이익과 세금은 분명히 두 마리 토끼다. 우선 보기엔 명확하게 상반되지만 길게 생각해보면 세금을 내는 게 나에게도 이익이다. 세금을 통해

도로와 같은 사회 인프라를 건설하고, 군대를 유지해서 안전을 지킨다. 개인의 이익을 일부 포기함으로서 사회와 개인이 함께 번영하는 것이다.

이 '멀리 보기'를 통해서 우리는 개인과 전체가 함께 이익을 취하고, 양심과 본능의 갈등을 해소할 수 있다. ①번 형이 개인의 이익만을 추구하고, ②번 형이 양심을 따르다가 현실에서 어긋난다면, 멀리보기를 통해 좋은 결과를 추구하면 비로소 '신속하고 완전한' 해결에 가까워진다.

미래를 내다보고 결과를 정확하게 예측하려면 지식이 풍부하고 논리적이며, 집착과 고정관념이 없어야 한다. 이런 성격을 자아가 강한 성격이라 한다. 반대로 집착이 강하고 감정적이면 욕구가 강한 성격이고, 고정관념이 강하면 기억이 강한 성격이다.

멀리보기를 통해서 옳고 그른 것을 판단한다면, 쉽게 판단할 수 없기 때문에 냄비처럼 흥분하는 일이 없을 것이고, 완전히 옳은 것을 알 수 없기 때문에 자신이 옳다고 끝까지 주장하는 일이 없을 것이다. 바로 황희정승 같은 사람이다. 어느 날 한 하인이 다른 하인과 다툰 일을 고하며 자신의 정당함을 주장했다. 이 말을 듣고 난 황희 정승이 "네 말이 옳다."고 하였다. 다른 하인이 와서 이야기 하자, 또 "네 말도 옳다."고 하였다. 부인이 옆에서 듣곤 "그럼 누구 말이 옳단 말이요"하자 "부인 말도 옳소"하였다. 누구든 옳은 면이 있으면서 누구든 틀릴 수 있다는 것이 '멀리보기'의 결과다.

10. 결과로 판단하기와 홧병

결과를 예측하여 판단하면 여러 가지 이점이 있다. 무엇보다 홧병이 적다.

결과를 예상하여 옳고 그른 것을 판단하면 다음과 같은 이유 때문에 홧병이 잘 생기지 않는다.

① 화를 낼 필요가 없다. 아무리 원치 않는 상황에 처하더라도 더 좋은 결과를 얻기 위해 무엇을 해야 할 것인가 생각할 뿐이니 화낼 이유가 없다. 또 과연 그 일의 결과는 어떻게 될 것인가 천천히 조심스럽게 예측해야 하니 화가 쉽게 나지 않는다. 원치 않는 결과가 나왔다고 해도 그 것은 하나의 과정일 뿐이니 교훈만 얻을 수 있으면 된다.
② 남과 다투지 않는다. 감정적인 사람은 타인과 투쟁하고, 도덕적인 사람은 사람들에게 실망하고 세상을 개탄한다. 하지만 어쨌든 좋은 결과를 위해 노력하는 사람은 최악의 사람과도 함께 공존하는 방법을 연구할 뿐이다.
③ 양보와 타협이 절로 된다. 좋은 결과를 위한다면 누구와도 힘을 합치는 것이 낳다. 그리고 좋은 결과란 어디까지나 예견되는 것일 뿐, 절대적인 것이 아니기 때문에 혼자서 고집부릴 수도 없다.

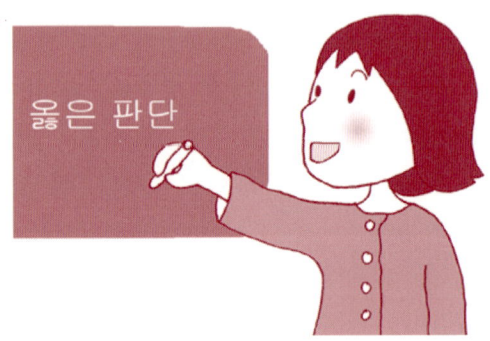

오늘 날 한국의 언론은 첨예하게 진영이 나누어져 있어서 동일한 사안에 대해서 전혀 다른 시각이 대립하기 일쑤다. 제목만 보면 어느 언론사인지 알 수 있을 정도로 사안에 대한 입장이 분명하게 갈라져 있다. 이렇게 입장이 분명한 것은 공간적으로 국가보다 작은 범주의 이익(욕구)을 대변하면서, '좋은 결과'보다 이념이나 원칙에 의해 사안을 판단하고 있다는 뜻이다.

이전에 정부의 부정부패를 거의 날마다 보도하여 집권층의 부도덕을 중점 보도하던 신문이 이젠 정권을 옹호하는 입장이 되고, 이전에 집권층의 이익을 옹호하던 신문이 이젠 사사건건 정부를 비판하여 이 정부가 잘하는 것이 하나도 없고 금방이라도 나라를 망하게 할 것처럼 보도한다. 이런 보도는 국민들에게 도움이 되지 않는다.

언론과 함께 네티즌의 동향도 극명하게 편이 갈린다. 사안마다 '보수꼴통'과 '빨갱이'가 전혀 다른 입장에 서서 상대방을 공격하고 비판한다. 자신과 다른 의견은 대뜸 무시하고 자세히 들어보지 않는다. 언론의 자유기 때문에 이걸 막을 방도는 없지만, 사안마다 비생산적인 논쟁 때문에 국력이 소모되면 이런 방식은 아무래도 지양되어야 하지 않을까.

가장 좋기는 초등학교부터 '옳은 판단'에 대해 가르치고 훈련하는 것이다. 개인의 이익이나 법규, 도덕에 의해 판단하지 않도록 하고, 항상 결과를 생각해보고 좋은 결과가 예상되면 옳은 것이라 가르치며, 결과를 예측할 수 있도록 훈련시킨다. 이런 사람들이라면 지금의 언론이나 네티즌처럼 독설과 편견이 난무하는 일이 없을 것이다.

결과를 예측하여 판단하도록 하려면 '주입식 교육'은 절대 안 된다. 주입식이란 정해진 정답을 암기하도록 하는 것이라서, 이런 교육은 ①번형과 ②번형 인간을 양산한다. 만일 이런 인간이 많아지면 사회는 시끄럽고 혼란스럽고 투쟁적이며, 비생산적인 개혁에만 몰두하기 쉽다. 중요한 건 좋은 결과를 만들어내는 예측과 능력이다.

'결과보다 과정'이란 말은 결과에 집착하지 말라는 의미다. 일을 할 때 결과에 집착하면 스트레스를 많이 받으므로, 오직 최선을 다하는 과정을 중시하고, 일의 성패는 하늘에 맡겨야 한다는 의미로서 여기서 말하는 '결과가 중요하다'는 말과 다르다.

6장. 성격의 이해

 스트레스를 해결하는 방식이 사람마다 차이가 있어서, 어떤 스트레스는 어떻게 해결할 것이라고 다른 사람들이 추측할 수 있으면 그걸 성격이라고 부른다. 욕을 먹었을 때 즉각 분노하는 다혈질(多血質), 그 자리에선 웃지만 오래도록 잊지 않는 담즙질(膽汁質), 상처를 입고 조용히 물러나 자책하는 흑담질(黑膽質) 등은 성격의 예에 속한다.
 홧병은 스트레스에 잘 못 대처하여 만성화할 때 발생하므로, 홧병과 성격은 대단히 밀접한 관계에 있다. 성격에 문제가 있으면 필연적으로 홧병을 앓게 된다. 그러므로 이런 성격이라면 반드시 성격을 고쳐야 홧병을 방지하거나 해결할 수 있을 것이다.
 성격적 단점을 고치려면 먼저 성격을 이해하고, 무엇이 문제인지 알아야 한다.

1. 좋은 성격

 스트레스를 신속하고 완전하게 해결할 수 있으면 좋은 성격이다.
 스트레스를 얼른 해결하지 못하거나, 하나 해결하고 또 다른 스트레스를 발생시키면 좋지 못한 성격이다. 좋지 못한 성격에서 홧병이 많다.

스트레스를 신속하고 완전하게 해결할 수 있으면 좋은 성격이고, 쉽게 해결하지 못하거나 또 다른 문제를 생기게 하면 좋지 못한 성격이다. 그러므로 성격과 홧병은 대단히 밀접한 연관이 있다. 성격에 문제가 있으면 스트레스가 많을 뿐 아니라 만성화하기 때문에 홧병이 생긴다.

홧병이 잘 생기는 성격을 예로 들면 다음과 같다.
① 순종형 성격 - 수동적, 피동적 성격. 이 유형의 성격은 대인관계에서 의견충돌이 있을 경우 자신이 옳다고 생각하면서도 억누르고 표현하지 않는다. 이렇게 발생한 스트레스가 쉽게 홧병으로 발전한다.
② 겁이 많은 성격 - 솥뚜껑을 보고 자라라고 생각하듯 '빠르지만 부정확한 인지'가 발달하면 잘 놀란다. 사소한 일에도 긴장을 많이 하므로 별다른 스트레스가 없어도 홧병이 잘 생긴다.
③ 급한 성격 - 원하는 게 잘 되지 않을 때 욕구충동을 제어 못해 참을성이 없다. 급히 서두르다 자주 실패하므로 홧병이 많아진다.
④ 완벽추구형 성격 - 조금이라도 부족하면 참지 못한다. 사람을 보면 단점을 먼저보고, 잘된 일도 부족한 부분을 크게 생각하며 만족하지 못한다. 과소평가 하는 일이 많고, 부정적이고 불평불만이 많다.
⑤ 신경질적 성격 - 대단히 예민하고 민감하며 자신감이 적고, 일을 앞두면 노심초사한다. 쉽사리 긴장을 풀지 못하여 별다른 어려움이 없어도 항상 스트레스 상태에 있다.
⑥ 허영적 성격 - 사람들한테 인정받지 못하면 견디지 못한다. 사소한 비난에도 고민을 많이 한다. 작은 실수라도 하면 두고두고 걱정한다.
⑦ 경쟁적 성격 - 지고는 못사는 성격. 경쟁자를 미워하고 경계하며, 뒤처지는 것을 걱정한다.

이외에도 소극적 수동적 충동적 내성적 변덕 등등도 성격적 단점을 지칭하는 말들이다. 이런 사람을 주위에서 찾을 수 있는 만큼 홧병도 많다고 봐도 된다.

스트레스에 취약한 성격은 욕구와 기억 두 가지 성격요소가 강한 성격이다. 욕구와 기억은 자신의 의지와 상관없이 부모와 주위사람에 의해 형성되므로, 누구든 이런 성격을 보완하지 않고 '생긴 대로 살면' 홧병이 생긴다.

성격에 문제가 있으면 홧병도 큰일이지만 삶이 재미없어져 버리는 게 더욱 문제다. 스트레스는 불안과 우울, 공포 강박 등 불량감정을 발생시키고, 이런 감정 속에서 사는 인생이야말로 '생로병사가 모두 고통'이다. 지옥이 따로 있는 게 아니다.

다음은 우리가 도달해야할 이상적 성격인데, 이런 성격을 갖추면 홧병은 물론이고 삶이 곧 비로 천국으로 변한다. 건강과 행복이라는 인생의 가장 귀중한 두 가지 보배가 모두 좋은 성격에서 얻어진다.

① 자신이 무엇을 원하는 지 분명하게 자각한다. "너 자신을 알라."
② 따라서 원하는 일의 가능성과, 하고 싶은 일인지 아닌지 잘 알고 있다.
③ 불가능한 일, 하고 싶지 않은 일은 깨끗이 포기할 수 있다. 반면에 가능한 일, 아무튼 도전하고 싶은 일은 최선을 다하기로 마음먹는다. 중간상태에서 머뭇거리지 않는다.
④ 하고 싶은 일이 여럿이면, 시간표를 짜서 한 번에 한 가지 일에만 전념한다. "일할 땐 열심히 일하고 놀 땐 신나게 논다."
⑤ 포기할 일에 대해 강한 주관이 있어 다른 사람들 말(다른 욕구)에 흔들리지 않는다. "평양감사도 나 싫으면 그만"
⑥ 충족할 일에 대해 철저히 객관적이 된다. 지식과 정보를 중시하고, 원인을 파악하여 올바른 대응을 하면 어떤 문제든 해결 "할 수 있다."

고 생각한다. 실패하면 "실패를 성공의 어머니"로 삼고 배워간다면 언젠가 성공 "할 수 있다."고 믿는다.
⑦ 결과를 예측하는 자아의 능력에 의지해서 옳고 그른 판단을 한다. 욕구나 양심(고정관념)에 따라 판단하지 않는다. 미래예측의 한계를 인정하고, 자신의 관점을 고집하지 않는다. "옳은 것은 아무도 모른다. 옳다고 예측되는 것만 있다." 예측의 불완전한 부분은 과정에 의미를 둔다. "내가 좋아서 하는 일이다."
⑧ 보다 큰 선(善)을 추구한다. 자신의 결정이 "최다 인민의 최대 행복"과 합치되도록 노력한다.

만일 이상의 여덟 가지 특징만 갖춘다면 홧병이 없는 건 물론이고, 건강과 행복은 떼 논 당상이라 할 수 있다. 이런 사람이라면 건강과 행복만이 아니라 매사를 신속하고 완전하게 해결하므로 돈과 명예도 크게 누릴 수 있다.

그러니 이런 성격을 위해서 어떤 노력을 다 해도 아깝지 않은 일이다. 사랑이든 명예든, 돈이든 건강이든 이상적 성격만 갖춘다면 다 절로 해결된다. 일이 안 풀리고, 돈이 부족하고, 건강이 문제라면 먼저 성격을 고치도록 할 일이다.

2. 성격을 어떻게 고치나?

좋지 못한 성격을 좋은 성격으로 고치려면 자아를 성장시켜야 한다.
자아는 인지력과 판단력을 말한다. 보다 정확히 인지하고, 올바르게 대응함으로서 스트레스를 신속하고 완전하게 해결한다.
좋지 못한 성격은 문제를 정확하게 인지하지 못하고 잘못된 방법으로 대처하기 때문이다.

안 좋은 성격이라면 고쳐야 하는데, 혹자는 "성격은 고쳐질 수 없다."고 말한다. 성격이 쉽게 고쳐지지 않는다는 뜻으로 보면 수긍되지만 맞는 말은 아니다. 하긴 성격이 뚝딱뚝딱 금방 고쳐진다면 세상에 그처럼 홧병이 많겠는가. 성격개선이 어렵긴 하지만, 성공한 사람도 많으니 불가능하진 않다. 뭐든 방법만 좋으면 잘 할 수 있는 법이고 성격도 마찬가지다. 좋은 성격이 어떤 성격인지 이해하고, 그렇게 되려면 어떻게 해야 하는지 안다면 성공은 다만 꾸준히 실천하는가의 문제다.

성격 중에 못 고치는 부분과 고쳐지는 부분이 있으므로 고쳐지는 부분의 개조에 노력해야 성공한다. 성격의 삼 요소 중에서 욕구는 못 고치고 자아와 기억의 일부는 고칠 수 있다. 그래서 기억이나 자아를 고치려 노력한다면 성공할 수 있다.

욕구란 유전자가 복제를 위해 인간을 부리는 방식으로 인간의 모든 사고와 행동의 근본이다. 아주 짧은 잡념부터 생각지 않은 실수, 꿈, 그리고 수십 년에 걸쳐 지속되는 집요한 노력까지 모두 욕구 때문에 생긴다. 욕구가 좌절되면 스트레스를 느끼고, 충족되면 행복을 느낀다. 말하자면 스트레스는 복제에 실패했을 때 유전자가 우리에게 내리는 벌이고, 행복은 잘 했다고 내리는 상과 같다. 홧병 동지들이 느끼는 스트레스는 반드시 좌절된 욕구가 있기 때문에 생긴다. 스트레스는 좌절된 욕구를 해소시켜 줌으로서 해소된다. 이런 욕구가 변할 수 없는 건 당연.

기억이란 태아로부터 현재까지 겪은 모든 경험이 대뇌 속에 저장되어 있다가 인지와 사유과정에 자료로 이용되는 걸 말한다. 치매처럼 기억이 손실되면 성격이 개선되는 게 아니라 더 나빠지기 때문에 이걸 성격개선의 방법으로 이용할 수 없다. 다만 긍정적 경험을 많이 함으로서 기억이 성격에 미치는 영향을 변화시킬 수 있기는 하다. 내성적이며 수동적인 성격이 있는 사람이 광장에서 연설한다든지 거리에서 물건을 판다든지 하는 노력은 기억을 바꾸어 성격을 고치는 방법에 해당한다.

반면에 욕구는 절대로 바뀌지 않는다. 한 스님이 수행 중에 문득 정욕이 뻗치는 걸 느꼈다. 이를 부끄럽게 여긴 나머지 손가락 하나를 자르며 앞으로 다신 욕구에 사로잡히지 않겠다고 다짐했다. 하지만 어느 순간 다시 정욕이 솟아났고 다시 손가락 하나를 잘랐다. 이런 식으로 수행하다 마침내 손가락 하나가 남은 시점에 이르러서 비로소 수행의 잘못을 깨달았다는 이야기가 있다.

석가부처는 6년간 먹지 않고 자지 않는 설산고행을 계속했으나 마음이 편해지지 않았다. 그런 방법으론 욕구를 다스리지 못했던 것이다. 뚫고 나갈 길이 없는 마지막에 다다랐다고 느낀 순간 모든 걸 포기했는데, 이때 바로 최고의 평안과 안식을 느끼게 된다. 욕구는 사라지는 게 아니라 '포기'될 뿐이다.

욕구를 포기시키는 건 자아다. 자아가 이런 저런 이유를 찾아내서 욕구를 설득할 때 비로소 욕구가 포기된다. 욕구를 충족시키는 것도 자아다. 자아가 기억을 바탕으로 좋은 방법을 찾아냄으로서 욕구가 충족된다.

그러므로 성격을 고친다는 건 곧 자아가 포기나 충족을 통해 욕구를 잘 다룰 수 있게 된다는 뜻이다. 자아가 미약하여 욕구나 기억을 제어하지 못할 때 스트레스에 취약한 성격이 되고, 자아가 강력하게 욕구와 기억을 다룰 수 있으면 스트레스에 강한 좋은 성격이 된다. 이렇게 자아가 강력해 지는 건 수련에 의해서 가능한데, 이에 따라 사람이 완전히 달라 보일 수도 있다.

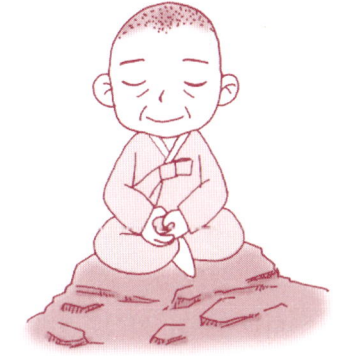

3. 성격의 형성과 발현

인지와 판단과정에 특정 경향이 있으면 그걸 성격이라 한다.
욕구와 기억, 자아가 성격에 영향을 미친다.
다음 표는 앞에서 나왔던 생각의 흐름이다.

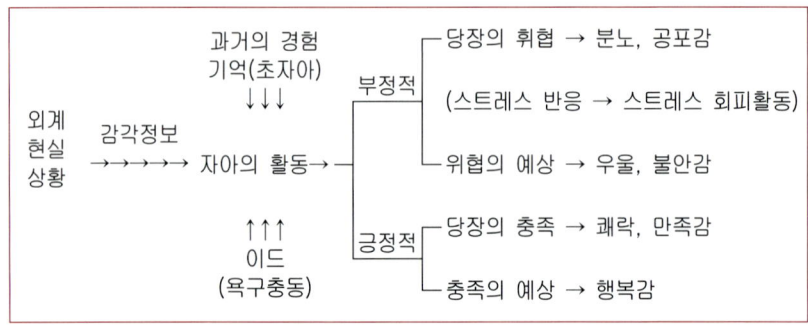

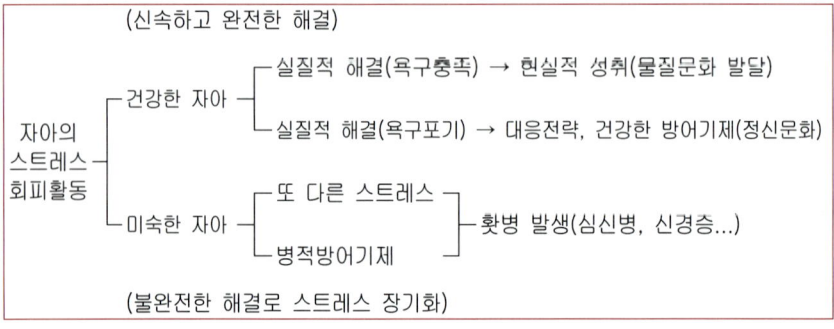

예를 들어 설명하면
① 시각 청각 등 감각기관을 통해 외계상황을 지각(잘 차려진 음식을 본다.)
② 지각정보와 기억정보를 비교함으로서 인지(전에 먹은 음식과 비교하여 먹음직스럽다고 판단)
③ 그 상황이 욕구를 충족하는지 아닌지 구분(먹어도 되는지 아닌지 판단)

④ 욕구를 충족할 때 기쁨을 느낌.(먹어도 되는 상황이면 즐겁다.) 더 이상 생각하지 않음.
⑤ 욕구가 좌절될 때 스트레스(먹을 수 없다면 불만이 생긴다.)
⑥ 스트레스 해결 방안을 모색(어떻게 먹는 방법은 없을까 궁리)
⑦ 자아가 훌륭한 사람은 문제점을 정확히 파악해서 올바르게 대응(음식 주인한테 허락을 받던가, 먹고 싶은 욕구를 포기함) - 문제가 해결되고 더 이상 생각지 않음.
⑧ 자아가 미숙한 사람은 문제를 해결하지 못하거나 악화시킴(먹지도 못하면서 먹고 싶은 욕구를 포기하지도 못함. 혹은 허락받지 않고 먹어버린 후 또 다른 문제가 발생) - 음식문제를 해결하려는 욕구에, 속발된 문제 때문에 생각이 더 많아짐
⑨ 지속되거나 가중된 스트레스가 증상을 발생시킴(분노, 불안, 우울, 불면, 심계, 두통…)
⑩ 분노 등 감정적 장애로 생활의 지장을 받음(공황장애 등 신경증)
⑪ 신체적 장애가 발생(혈압상승, 혈당상승, 면역력저하 등..)

이처럼 생각이 진행된다는 것인데, 이 과정에서 성격의 삼 요소가 스트레스의 발생과 해결과정에서 개인적인 차이를 만들어 낸다.
첫째, 욕구 - 식욕, 성욕, 안전욕 같은 기본욕구와 소속욕 성취욕 같은 다양한 상위욕구가 있어서 사람마다 대체로 비슷하나 신체나 환경 조건에 따라 개인적인 차이가 있을 수 있다. 성호르몬이 왕성한 젊은이와 그렇지 않은 노인의 욕구가 같지 않을 것이다.
둘째, 기억 - 어려서 불행한 사건(트라우마)을 많이 겪은 사람은 부정적으로 인지하기 때문에 감성적 스트레스가 많이 발생한다. 또 부족한 지식이나 경험은 스트레스 해결을 어렵게 한다. 성장기의 경험과 지식의 다소 등이 성격의 차이를 만든다.

셋째, 자아 - 인지와 문제해결 능력을 말하는 자아는 성격의 3요소 중에서 가장 늦게 형성되어 늦게 까지 성장하고, 때로 고착하거나 퇴행하기도 한다. 자아의 성장정도를 정신연령이라 부르는데, 정신연령이 낮으면 잘못된 인지와 부적절한 해결법을 시도하여 홧병이 잘 생긴다. 자아의 다양한 개인차가 성격차를 만든다.

홧병이 잘 생기는 성격을 이 세 가지 요소로 풀어 말하면,
① 지나치게 강한 욕구충동(완벽한 성격, 허영적 성격, 경쟁적 성격)
② 불행한 경험이 많고, 지식이 적은 성격(트라우마, 외고집, 고집불통)
③ 미숙한 자아(신경질, 이기적, 독선적, 충동적, 직접적, 딱 부러지는 성격)이다.

기타 어떤 성격이든 이 세 가지 요소가 만들어낸 조합이라고 보면 된다.
만일 홧병 동지들이 취약한 성격이라면, 무조건 그 성격을 고치는 것부터 홧병 해결의 실마리를 찾아야 한다. 이상적인 성격은 위에 설명한 바와 같지만, 세 가지 요소로 다시 풀어 말하면 자아가 가장 강하여 욕구충동과 기억에서 자유롭고, 지식이 풍부하며, 인지가 정확하고 적절한 해법을 신속히 찾아내는 성격이다.
자아는 수양을 통해서 얼마든 바뀔 수 있으며, 수양 후에 완전히 달라진 사람을 보는 것도 드물지 않다. 사실 성격을 고친다는 말은 주로 자아를 성장시킨다는 말과 동일하다. 다음에 자아를 비롯한 성격을 좀 더 이해함으로서 성격개선 방법을 알 수 있다.

4. 욕구의 근원

욕구는 DNA에서 근원한다. DNA의 복제욕구는 우주의 힘이 실체다.

따라서 욕구는 자동적이며 기계적으로 무한히 복제하려는 성향이 있다. DNA 복제욕구가 동물에게서 종족보존과 개체보존 욕구로 발현된다.

먼 옛날 생명체가 지구에 처음 출현했을 때 그들은 어떤 욕구를 가지고 있었을까? 아마도 최초의 욕구는 심리적 충동이 아니라 다만 필요한 화학물질을 끌어 모아 자신을 복제하려는 물리화학적 '힘'에 불과했을 것이다. 초기생명체는 프리온보다 더 단순한 화학물질로 대양 속을 떠돌다가 우연히 마주치는 물질들을 이어 붙여 자신과 비슷한 물질을 복제했을 것이다.

욕구의 원형은 이처럼 '힘'이다. 아무튼 생명은 적당한 물질만 있으면 물리화학적 힘을 이용해 복제하는데, 그러므로 왜 복제 하는가 질문하는 건 그 힘이 왜 존재하는가 묻는 것과 같다. 그래서 '왜 사는가?'라는 질문은 왜 힘이 존재하는 가 묻는 것과 같다. 인간의 삶은 은하와 태양이 만들어지고 움직이는 것과 동일한 힘에 의해 이루어진다.

오랜 세월을 거쳐 '방법'면에 있어서 복제효능은 큰 발전을 이루었다. 복제재료를 찾는 감각기관, 이동하는 운동기관, 재료를 확보하는 포식기관, 재료를 해체해서 자신의 복제에 필요한 원료로 만들어 내는 소화기관까지 갖추게 된다. 그 뒤에 진화는 최고의 복제효율을 자랑하는 생명체를 출현시켰는데 그게 우리 인간이다.

인간은 사유능력을 갖춤으로서 사물의 시간적 변화를 통찰할 수 있고, 시간개념을 통해 다른 어떤 생명체보다 복잡한 복제방식을 습득하게 되었다. 덕분에 인간은 이전의 생물들과 전혀 다르게 보인다. 동물들이 신체적 능력만으로 욕구를 추구한다면, 인간은 복잡한 기계를 사용하고, 쓸모없어 보이는 종교행위에 열중하기도 한다. 고도로 발전한 과학과 심오한 종교행위는 동물들과 아주 다른 모습이다.

하지만 인간의 삶은 본질적인 면에서 초기 생명체와 달라진 점이 없다. 사람의 모든 문화가 결국은 욕구를 충족하거나 포기하기 위한 수단에 불과하기 때문이다. 그러므로 인간은 다른 생명체와 같이 동일한 목적(복제)을 갖고 살되, 그를 추구하는 수단에서만 차이가 있다.
 방법상 차이가 있을 뿐 복제욕구는 여전히 인간이 사는 전적인 이유이다. 우리는 어쨌든 복제에 남다르게 성공했던 생명체의 후손이며, 모든 능력을 오직 복제효율을 위해 발전시켜 온 생명체다.

5. 욕구의 이해

 욕구는 우리를 노예처럼 부리려고 한다. 만일 욕구를 다스리지 못하면 곧 DNA의 노예가 되는 것이다.
 욕구는 모든 생명활동의 이유이며, 동력이다.
 욕구는 즉각적, 충동적, 비언어적, 비논리적이다. 현실을 고려하지 않고 무조건 충족을 요구한다.

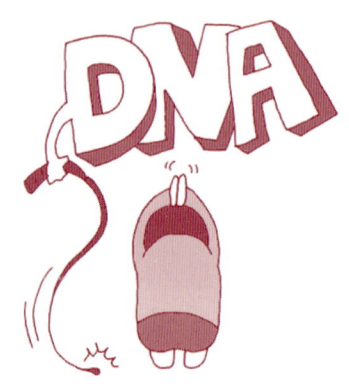

 모든 생명활동의 궁극적인 목적은 DNA의 복제다. 우리의 모든 사고와 행동의 근원인 욕구는 결국 이 목적을 위해서만 존재한다. 이점에서 도킨슨이 〈이기적 유전자〉에서 "인간은 유전자의 노예"라고 했을 것이다. 욕구는 우리 몸과 마음을 노예처럼 부리는 유전자의 명령이다.

 이정균 저 〈정신의학〉에서 욕구충동(id)을 다음과 같이 설명하고 있다.
 ① "성격의 기본체계 중의 하나로서, 태어날 때부터 존재하고 있는 본능을 비롯한 모든 심리적 요소"
 ② "이것은 모든 심리적 에너지원이며 자아나 초자아활동의 에너지도 여기서 제공된다."
 ③ "욕구는 즉각적으로 만족되기만을 바라고, 현실은 고려하지 않는다."

"현실과 환상을 구분하지 않고, 비언어적이며 비논리적이다."

이상의 설명에 욕구의 특성이 모두 드러나 있지만, 홧병과 관련해서 기억해 두어야 할 점을 다시 정리하면 다음과 같다.

첫째, 욕구는 성격의 핵심요소로서 선천적으로 존재한다. - 바꾸거나 변화시킬 수 없다.

둘째, 욕구는 모든 심리적 에너지원으로서 인간의 모든 생각과 사고의 근원이다. 일거수일투족만이 아니라 아주 짧은 잡념까지 욕구로부터 비롯되지 않는 것이 없다. - 하지만 욕구로부터 벗어나면 그 많은 생각들이 순식간에 소멸한다.

셋째, 욕구는 현실을 고려하지 않고, 환상을 구분하지 않으며, 비언어적, 비논리적, 즉각적, 충동적, 직접적, 무조건적으로 충족되기를 바란다. 즉 감정적이다. - 욕구의 이런 특징은 스트레스의 효율적 해결을 방해하므로 언어적, 논리적, 지연적, 이성적, 간접적, 현실적 등 자아의 역할을 강화해야 할 필요가 있다.

넷째, 욕구는 무한하다. 하나를 이루면 다시 더 많은 충족을 요구한다. - 따라서 욕구는 충족하는 방식만으로는 스트레스를 해결할 수 없다. 반드시 욕구를 포기할 줄도 알아야 한다.

다섯째, 욕구가 충족되면 기쁨과 쾌락이 되고, 좌절되면 스트레스가 된다. 기쁠 때는 엔도르핀이 분비되고, 좌절되면 아드레날린이 분비된다. - 욕구를 포기하면 스트레스가 없어지지만, 기쁨도 사라진다. 그러므로 행복하기 위해선 무조건 포기해선 안 될 것이다.

여섯째, 욕구는 무조건 충족을 요구할 뿐, 충족의 여부는 자아가 결정한다. 욕구는 어린아이 같아서, 자아가 잘 달래주면 얼마든 만족한다. - 요게 바로 행복하게 살 수 있는 복음에 해당한다. 아무리 잘못된 경우라도 긍정적으로 생각하면 스트레스가 없다.

일곱째, 욕구는 자아보존과 종족보존욕구로 구분할 수 있는데, 자아보존욕구(식욕 안전욕 건강욕구 등)와 종족보존욕구(명예욕 성욕 등)는 서로 충돌하기 쉽다. 충돌하는 욕구들을 잘 정리하지 못하면 스트레스가 떠나지 않는다. - '돈을 택하자니 사랑이 울고...'는 식욕과 성욕이 충돌하는 예다. 둘 중 하나를 포기해야 하며, 그렇지 못하면 이렇게 하든 저렇게 하든 고통스러울 것이다.

여덟째, 욕구는 단계적으로 충족을 요구한다. 매슬로는 인간의 욕구를 가장 기본적인 생리적 욕구부터 강도에 따라, 안전욕구, 소속과 애정의 욕구, 자존의 욕구, 자기실현욕구로 나누었다.(Maslow 1970) 생리적 욕구가 가장 강력해서 이 욕구가 충족되지 않으면 다음 단계의 욕구들은 무시된다. - 배가 고프면 체면이고 뭐고 가릴 수 없다.

아홉째, 욕구는 내분비물질이나 신경전달물질에 의해 변화할 수 있다. - 테스토스테론은 경쟁심과 공격성을 증가시킨다. 욕구의 근원이 물질적 복제이고, 욕구가 물질에 의해 변한다는 점에서 욕구는 성격의 물질적 부분이다.

이상이 홧병과 관련해서 욕구에 대해 알아야 할 요점들이다. 뭐든 알면 힘이다. 욕구에 대해서 잘 알면 그만큼 욕구를 제어하기 쉬울 것이다. 스트레스는 욕구를 얼마나 잘 제어하는 가에 달려있다.

위 내용 중 일부는 앞에서 이미 다룬 적이 있거나, 이해하기 어렵지 않으므로 다음에 욕구의 특성에 몇 가지만 좀 더 다룬다.

6. 역 설

모든 행동은 욕구를 충족하기 위한 것이지만, 욕구충동대로 행동하면 오히려 욕구가 잘 충족되지 않는다.

따라서 욕구를 제어할수록 오히려 욕구충족이 효과적이 된다.

비논리적, 무사고적, 현실감각부족, 충동적, 감정적 등 욕구를 표현하는 말은 보통 사람의 결점을 지칭하는 말과 같다. 우리의 삶은 온통 욕구를 충족하기 위한 행동으로 가득 차 있는데, 왜 욕구대로 움직이는 게 잘못일까? 그 까닭은 욕구충동대로 행동하면 오히려 욕구가 충족되기 어렵기 때문이다.

충동적이고 즉흥적으로 행동하면 늘 일이 잘못되어버린다. 충동적 즉흥적 사고는 곧 좁고(개인적) 일시적(단편적)인 사고라 할 수 있는데, 이는 마치 미로 안에 든 쥐 같아서 갈 길을 찾지 못해 쩔쩔 매게 될 것이다. 만일 넓고 멀리 내다보는 능력을 갖추면 미로를 내려다보는 사람처럼 출구를 쉽게 찾아낼 수 있을 것이다.

욕구대로 따르다보면 눈에 보이는 것만 집착하여 미로 안에 든 쥐와 같고, 자아를 강화하여 생각의 폭을 넓히면 높이서 미로를 내려다보는 것 같아서 결과적으로 욕구를 훨씬 효과적으로 충족시킬 수 있다. "언 발에 오줌 눈다"거나 "아랫돌 빼서 위로 고인다."는 충동적이고 즉흥적인 욕구대로 행동하는 사람을 빗대 하는 말이다. 실지로 이런 사람은 없겠지만 이를테면 삼풍백화점이나, 성수대교, 씨랜드 참사를 불러온 사람들이 여기 해당한다 할 수 있다. 일을 저지르고 뒷감당을 못하고 후회하는 사람들이다.

좋지 못한 성격들은 모두 욕구를 제어하지 못해 충동적인 특징이 그대로 드러나는 성격들이다. 홧병을 방지하고 행복한 삶을 영위하기 위해선 욕구충동을 그대로 두어선 안 된다.

7. 스트레스

욕구는 무한하며, 복제에 필요한 재료는 유한하다. 그래서 스트레스는 피할 수 없는 일이다.

"거대한 말불버섯은 지름 2.64미터까지 커질 수 있다. 이 거대한 말불버섯은 불과 3개월 안에 7조개의 포자를 만든다. 만약 말불버섯 하나의 포자 하나하나가 모두 말불버섯으로 자라고 그 새로운 말불버섯들의 포자들이 또 한 번 그렇게 자란다면 지구는 말불버섯에 가득 둘러싸여 지금보다 무려 800배나 더 커 보일 것이라고 한다. 그러나 다행히도 지구가 그런 대형 말불버섯 덩어리가 되는 일은 결코 없다. 대부분의 포자들이 제대로 자라지 못하기 때문이다. 포자들은 대부분 자라기 힘든 곳에 떨어지거나 수많은 미세한 생물들의 먹이가 된다.(〈앗, 이렇게 재미있는 과학이·식물이 시끌시끌〉 닉 아놀드 조병준 역 1999)"

　말불버섯 만이 아니라 대부분의 생명체는 놀랍도록 엄청난 복제능력을 가지고 있어서, 만일 최적조건만 갖추어진다면 삽시간에 지구를 뒤덮을 수 있다. 그러나 그런 일이 결코 일어나지 않는 건 필요한 자원이 원래 부족한 지구에서 살아가야 하기 때문이다. 세상에 태어나는 생명체의 99%가 복제에 성공하지 못하고 일찌감치 죽는 다고 보아도 될 것이다.

　훨씬 낫긴 하겠지만 인간 역시 부족한 자원 때문에 욕구좌절을 겪는 건 피할 수 없는 일이다. 이 세상 어느 누구도 원하는 대로 살 수 있는 사람은 없다. 왕족으로 태어난 석가부처도 고통을 느꼈는데, 우리 일반인이야 삶 자체가 욕구좌절의 연속이라고 보아도 될 것이다. 이처럼 스트레스는 우리의 운명이다.

　삶에서 스트레스를 제거할 수 없는데도 욕구는 무조건적이고 즉각적으로 충족을 요구한다. 이 문제를 간과하고 살아간다면 어느 새 인생이 고통으로 바뀐 것을 발견할 것이다. 그럼에도 불구하고 행복과 건강을 지키려면 불가능한 욕구를 재빨리 포기하고, 가능한 욕구는 성취하면서 기쁨을 맛보는 방법 밖에 없을 것이다.

8. 긍정적 기억이 긍정적 성격을 만든다.

기억을 이용하여 인지하고 판단하기 때문에 부정적 기억이 많으면 스트레스를 많이 받는다.

기억은 천차만별이어서 성격의 차이를 만드는데 큰 역할을 한다. 기억이란 '태아서부터 현재까지의 모든 경험'으로서, 자아가 사물을 인지하고 스트레스 해법을 찾는 과정에서 중요한 데이터로 사용된다.

홧병과 관련해서 기억에 대해 알아야 할 점을 요약하면 다음과 같다.

첫째, 기억이 없으면 인지할 수 없다. 한 번도 만난 적이 없는 사람은 누군지 모르듯이, 우리가 사물을 알아보는 건 모두 과거에 그에 대한 경험이 있기 때문이다. 인지능력은 전적으로 기억에 의지하며, 사유기능도 기억의 바다 안에서만 헤엄칠 수 있을 뿐이다. 우주인을 상상하더라도 이미 알고 있는 사물에서 연상할 수 있을 뿐이다. "아무리 창조성이 강조되는 예술이라도 완전히 창조적일 수는 없다."(아리스토텔레스 〈미메시스〉) "우리의 지식과 신념의 대부분은 남이 창조한 언어에 의해 남으로부터 우리에게 전달되어 왔다."(아인슈타인) - 성장기에 긍정적인 경험이 많은 사람은 사물을 보다 긍정적으로 인지할 것이다. 부정적인 경험이 많으면 그렇지 못하다.

둘째, 초기경험이 후기경험보다 더 오래 기억된다. 태아나 유아시기에 겪은 경험은 평생도록 강한 영향을 미친다. 반면에 노년에 겪는 일은 큰 역할을 못하고 금방 잊혀 진다. "세 살 버릇 여든까지 간다." - 사랑과 칭찬으로 성장기를 채워주지 못하면 그 사람은 불행한 인생을 살 가능성이 많아진다.

셋째, 긍정적 경험보다 부정적 경험이 더 잘 기억된다. 이것은 좌절상황에 더 잘 대비할 필요 때문에 그렇게 된다. 이 때문에 사람들의 기억은 대부분 부정적인 기억으로 채워져 있다. "통계에 의하면 사람들이 주고받는 말의 80%가 부정적 언어다."(〈뇌내혁명〉) 사람을 두고 말할 때 칭찬보다 비판이 더 많은 것은 그런 비판을 방지하고 싶은 욕구 때문으로 볼 수 있다. - 생각나는 일의 80%가 부정적인 일들이라는 것을 잊지 말자. 그러므로 이대로 살면 80%는 스트레스인 삶을 살 것이다. 우리는 더 많이 긍정적으로 생각하도록 노력해야 한다.

넷째, 스트레스가 생기면 자아는 기억 속에서 해법을 찾는다. 스트레스 상태에서 좌절된 욕구를 해결하려는 자아의 노력은 주로 기억을 들추고 다니는 일로 점철된다. 이를 번뇌라 하는 데 위와 같은 이유로 쓰라린 실패를 회상하는 일이 대부분이다. 실패를 기억하는 순간 심신은 스트레스 상태가 되므로, 번뇌란 곧 스트레스다. - 어떻게 하든 번뇌를 중지시켜야 한다.

다섯째, 기억 중에서 사회성과 관련된 기억을 초자아라고 부른다. "초자아는 양심과 자아이상으로 이루어지며, 양육을 담당한 어른으로부터 벌 받은 경험은 양심을 형성하고, 칭찬받은 경험은 자아이상을 형성한다. 초자아는 이후 사고와 행동을 검열하여 양심에 어긋나면 죄의식을 느끼게 하고, 초자아에 부합되면 긍지를 느끼게 한다."(프로이드)

여섯째, 기억은 세밀하지 않다. 뇌는 사물의 특징적인 부분위주로 기억한다. 이것은 컴퓨터에 그림 파일을 저장할 때 화소수를 줄여 용량을 절약하는 것과 마찬가지다. 이런 연유로 간혹 사람들은 생소한 사물임에도 이전에 본 듯한 느낌 - 데자뷰 현상이 생긴다. 이 문제는 홧병과도 밀접한 관련이 있다. 새로 지각한 사물이 스트레스 원인이 되었던 사물과 부분적으로 일치할 때 인지오류를 일으키면서 감성적 스트레스를 발생시킨다. "자라보고 놀란 가슴 솥뚜껑보고 놀란다." 어려서 엄격한 부모 밑에 성장한 사람은 부모와 유사한 특징을 가진 사람에게 대면하기 어려움을 느낀다.

일곱째, 기억의 많은 부분은 무의식 속에 들어있고, 대부분의 인지작용은 의식하지 못하는 짧은 순간에 이루어진다. 이 때문에 이유도 없이 기분이 나빠지든가 터무니없이 강한 분노가 치밀어 오른다.

여덟째, 기억이 동원될 때 주관적 느낌(상징)이 중요하다. 자아가 기억을 분류하고 검색할 때 주관적 느낌을 지표로 삼기 때문으로 그런 것으로 생각된다. 꿈이 소재를 선택하는 방식이 그 예다. 꿈은 구성 소재가 꿈꾼 사람에게 어떤 상징이 되는지 이해하면 해석할 수 있다. 한 부인이 레스토랑에서 홀대받는 중에 기저귀를 차고 있는 꿈을 꾸었다. 이때 기저귀는 갓난애의 무기력함을 상징한다. 홀대받으면서 항의하거나 뛰쳐나오지 못하는 무기력한 감정이 기저귀로 표현된다. 꿈을 구성할 때 자아는 무기력한 느낌과 관련된 기억을 검색하는 과정에서 기저귀를 선택했을 것이다. 이런 방식은 언어사전이나 백과사전의 분류법과 다르다.

아홉째, 기억은 변화하지 않지만 증가하거나 소실될 수 있다. 경험이 많아질수록 기억도 증가하며, 이에 따라 부정적 기억의 영향력이 감소될 수 있다. 연단공포가 있는 사람이 길거리에서 연설하는 경험을 쌓음으로서 공포를 감소시킬 수 있다. 치매와 같은 기억소실은 성격변화를 수반한다.

기억이 없는 자아는 데이터가 주어지지 않은 프로그램과 같다. 반면에 지식과 경험이 풍부한 사람은 자아가 좀 더 능률적으로 일할 수 있으므로 경륜(經綸)이 있다고 말해진다. 프로그램이 주어진 데이터만 가지고 처리하듯이 사람도 알고 있는 한도 내에서 생각한다. 보통 사람들의 생각은 매스컴에서 보거나 들은 정보에 크게 벗어나지 않는다.

이 때문에 부정적 기억이 많은 사람은 부정적인 생각을 많이 하므로 스트레스가 많을 수밖에 없다. 그러므로 새로운 경험을 항상 더 많이 섭취할 수 있어야 스트레스를 극복할 수 있다. 자신의 생각은 지금 알고 있는 사실에만 국한되어 있다는 걸 잊지 말아야 한다.

크게 성공한 사람이 계속 같은 방법만 고집하면 성공의 덫에 빠졌다고 한다. 크게 실패한 사람이 다시 실패할 까봐 두려워하는 것도 마찬가지다. 한정된 생각 속에 빠지는 것을 어둠에, 새로운 지식을 통해 생각의 범위를 넓히는 걸 빛으로 비유하여 젊어서 배우면 "빛나는 태양이 하늘 가운데 있다"하고, 늙어서 배움도 "촛불에 불을 밝히는 것"이라 한다.

어떻게 풍부한 기억을 갖는가가 기억과 관련된 중요한 문제다. 공부를 열심히 해야 한다.

9. 세 살 버릇이 여든까지

우리는 알고 있는 사실 안에서만 생각할 수 있을 뿐이다.

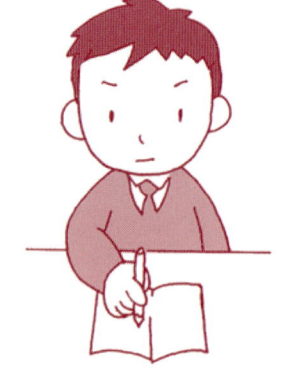

크리스마스이브의 꿈속에서 과거 현재 미래의 스쿠루지들은 쇠사슬에 자물쇠를 주렁주렁 달고 나타난다. 쇠사슬은 기억의 상징이다. 쇠사슬을 끊어버릴 수 없듯이 기억은 우리를 얽매고 있다.

벼룩을 잡아서 성냥갑에 넣으면 처음엔 미친 듯이 뛰지만 곧 잠잠해 진다. 이렇게 학습이 된 벼룩은 꺼내놓아도 뛰지 않는다. 뛰어야 소용없다는 기억이 벼룩을 잡아매고 있기 때문이다. 어린 코끼리를 쇠사슬로 묶어서 말뚝에 매어놓으면 처음엔 멀리가려고 애쓰지만 곧 포기하는데, 이렇게 순치된 코끼리는 말뚝 없이 빌만 묶어 놓아도 멀리가지 않는다. 기억이 그를 묶어 놓고 있기 때문이다. 한 동지는 유치원에서 배운 노래를 어머니 앞에서 불렀다가 어머니가 무심코 "넌 참 노래를 못하는 구나" 하는 말을 듣곤 그 뒤로 영원히 노래를 모르는 사람이 되었다.

이렇게 기억은 마치 유리로 된 감옥과 같아서 보이지 않아도 과거에서 벗어나지 못하게 한다. 이 문제를 해결하지 못하면 우리는 쇠감옥보다 더 견고한 곳에 갇혀 있는 셈이다. 신과 하나가 되는 길이라 믿고, 심장을 바치기 위해 줄을 서 기다리던 아즈텍 사람들이나, 남편이 죽으면 올가미 속에 목을 넣어 죽는 걸 영광으로 알았던 피지제도 미망인들이 그렇지 않은가.

우리는 아즈텍 포로나 피지 여인의 죽음에 동의하지 않지만, 기억의 속박에서 자유롭지 못하다는 점은 그들과 별 차이가 없는 셈이다. 완고하거나, 고집불통이거나, 고정관념이 강하단 말을 들으면 특히 더 그렇다.

경험상 성공률이 높은 스트레스 해법은 도덕이나 윤리라는 이름으로 세대를 이어 전해지게 된다. 삼강오륜은 농경사회의 전제국가에서 분명히 상당히 유효한 방법이었을 것이다. 하지만 산업사회의 자유민주주의 국가인 현재 유교적 방식은 그리 좋은 방식이라 할 수 없다. 환경조건이 다른데도 불구하고 여전히 어떤 방식을 고수하면 그를 교조주의(敎條主義)라고 부른다. 교조주의란 곧 벼룩이나 코끼리처럼 기억의 속박에 매여 있다는 의미다.

10. 초자아

기억 중에서 사회성과 관련된 기억을 초자아라 한다.
초자아는 곧 양심과 자아이상이다.

기억 중에 사회성과 관련된 기억을 초자아(superego)라고 부른다. 사회성이란 여러 사람과 함께 살기 위해 필요한 품성으로, 개인을 국가와 같은 거대 사회에 적응하도록 한다.

이 사회성은 '소속욕구'나 '명예욕'을 바탕으로 부모 등 양육하는 어른들이 아이의 행동을 칭찬하거나 벌줌으로서 형성된다. 아이들은 칭찬 받거나 벌 받은 행동을 기억하였다 다음 행동에 참조한다. 칭찬의 경험은 유사한 행동에 대한 동기를 부여하고 행동 뒤에 자부심을 느끼게 하며, 벌 받았던 경험은 유사한 행동을 스스로 금지하게 하고 그런 행동 뒤에 죄책감이나 불안감을 가지게 한다. 전자를 자아이상(ego ideal)이라 하고, 후자를 양심(conscience)이라 한다.

양심과 자아이상은 선악의 판단 근거가 되므로 옛날엔 신이 주신 축복으로 여기기도 했으나 지리상 발견시대 이후 문화권 마다 다양한 형태의 양심이 존재함을 목격한 후 후천적 기능임을 알게 되었다. 양심의 이러한 다양성은 양심에 의해 구분되는 선악이 과연 맞느냐는 의문을 제기한다.

어른들이 아이를 벌주거나 칭찬할 때 법률이나 풍습 혹은 종교 같은 사회적 규율에 근거를 두므로 양심은 곧 그 사회 규율을 반영한다. 홧병과 관련해서 사회적 규율이 갖는 의미는 대략 두 가지이다. 첫째, 사회적 규율은 집단의 생존이 목적이라는 점. 둘째, 사회적 규율과 개인적 이익은 서로 충돌할 수 있다는 점이다.

양심은 사회규율을 반영함으로서 개인보다 전체의 이익을 앞세우고, 이 때문에 개인의 욕구와 종종 충돌할 수 있다. 개인은 규율을 따름으로서 사회에 적응하고, 사회생활을 통해 개인의 욕구를 효과적으로 달성한다. 다만 이 방법은 간접적이고 지연적이기 때문에 직접적이고 충동적인 욕구와 충돌하는 것이다.

초자아에 의한 선악분별은 보통 무의식적이고 고정적이다. 어른들이 아이의 행동을 나무라거나 벌줄 때 그 이유를 자세히 설명하지 않기 때문이다. 이유도 모르면서 해선 안 된다고 느끼는 게 양심이라서, 무사고적 비논리적인 욕구와 비슷한 점이 있고, 이 때문에 양심과 욕구가 충돌하면 쉽게 해소되지 않는 일이 많다.

양심과 욕구의 갈등은 지연되더라도 효과적으로 욕구를 충족하느냐, 일시적이라도 즉각적으로 욕구를 충족하느냐는 선택의 갈등과 같다. 만일 자아가 제 역할을 한다면 양심과 욕구사이에서 훌륭한 중재역할을 할 수 있다. 결과를 예측해 보고, 나중에 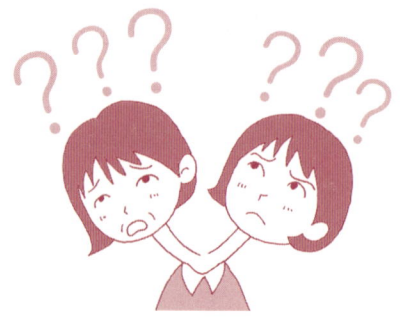 손해를 보더라도 당장 욕구를 충족하는 것이 좋은가, 당장은 고통스럽지만 나중을 기약해야 좋은가 자아의 판단을 통해 갈등을 해소한다.

욕구와 양심은 여러 가지라서 갈등은 좀 더 복잡하기 마련이다. 욕구와 욕구사이의 갈등(예: 돈이냐 사랑이냐)도 있고, 욕구와 초자아 사이의 갈등(예: 양심이냐 이기심이냐) 및 초자아와 초자아 사이의 갈등(예: 종교냐 국가냐)이 있을 수 있는데 이런 갈등을 잘 처리하지 못하면 홧병이 된다. 따라서 홧병에서 자아역할이 얼마나 중요한 지는 아무리 강조해도 부족하다.

11. 성격교정의 핵심요소 - 자아

욕구를 충족시키려 하되 인지능력을 통해 현실을 고려하고, 초자아와 타협하여 보다 좋은 결과를 추구할 수 있는 능력을 자아라고 부른다.

자아는 죽을 때까지 끊임없이 성장할 수 있다. 성격의 극적인 변화는 자아성장으로 가능하다.

'생각의 흐름'에서 지각정보와 기억정보를 비교하여 사물의 의미를 이해한다거나, 욕구가 좌절되었을 때 기억정보를 참조하여 해법을 구한다거나 하는 핵심적 정신기능을 자아(自我 ego)라고 부른다. 앞의 기능을 인지(認知), 뒤의 기능을 사유(思惟)라고 하며, 감성과 오성이라고도 한다. "감성(感性 Sinnlichkeit)이 없으면 어떠한 대상도 우리에게 주어지지 않을 것이며, 오성(悟性 Verstand)이 없으면 어떠한 대상도 사유되지 않을 것이다. 내용 없는 사고는 공허하며 개념 없는 직관은 맹목이다...."(칸트 〈순수이성비판 Kritik der Vernunft〉)

자아는 욕구가 변화하지 않는 것과 달리, 죽기 전까지 변화할 수 있다. 원시적 자아기능은 태어나서부터 있지만, 성격에서 주요한 역할을 시작하는 시기는 보통 14세 전후 - 철나는 시기 - 로 본다. 그러므로 보통 14세 이전은 욕구가 성격을 지배하며, 이후 자아의 역할이 커질수록 성격이 성장하는 것으로 본다. 자아의 성장이 곧 성격의 성장인 셈이다.

모든 성격적 문제는 자아성장을 통해 해결할 수 있다. 자아가 최고로 성장하면 스트레스를 완전히 해결하여 진정한 행복에 다가가게 되니까 수양의 요체는 곧 '자아를 어떻게 성장시키는 가'의 문제다. 자아에 대해 알아야 할 것은 다음과 같다.

첫째, 자아는 인지와 사유기능이다. 정확하게 인지하고, 올바르게 사유해야 스트레스가 잘 해결된다.

둘째, 인지에는 '빠르고 부정확한 인지모듈'과 '느리지만 정확한 인지모듈'이 있다고 한다. '빠르지만 부정확한 인지'가 발달한 사람은 잘 놀라고 쉽게 흥분하지만 금방 잊어버리고, '느리고 정확한 인지'가 발달한 사람은 스트레스를 쉽게 받지 않지만 한 번 받으면 오래 지속되기 쉽다. 프랑스 사람과 영국 사람이 함께 마차를 타고 알프스 산을 넘고 있었다. 한순간 마차가 아슬아슬한 벼랑에 떨어질 위험에 처하자, 프랑스 사람은 놀라서 흥분하고 호들갑떨며 난리었지만 영국 사람은 조용히 자리에 앉아있었다. 하지만 마차가 목적지에 도달할 즈음 프랑스 사람은 이미 위험을 잊고 즐겁게 떠들었지만, 영국 사람은 병원에 실려 갔다고 한다.

셋째, 인지오류는 만성적 스트레스의 주요원인이다. '빠르고 부정확한 인지'는 몇 가지 특징만 비슷하면 같은 사물로 인지한다. "자라보고 놀란 가슴 솥뚜껑 보고 놀란다."는 경우, 자라와 솥뚜껑의 일부가 유사하여 생기는 인지오류다. 취한에게 놀란 여성은 이후 비슷한 사람을 만나면 두려워한다. 엄격한 부모 밑에서 성장한 사람이 연장자를 어려워하는 것, 체력이 약한 아이가 커서도 자신감이 부족한 것, 가난한 환경에서 성장하면 부자가 된 뒤에도 인색해 지는 것 등이 일종의 인지오류이며, 이렇게 발생하는 스트레스를 감성적 스트레스라 한다. 건강염려와 히스테리 등 많은 신경증이 감성적 스트레스로 발생한다.

넷째, '느린 인지'는 스트레스를 지속시킨다. 어떤 상황이 종결된 뒤에 그것이 위험한 일은 아닌지 오랫동안 당시 상황을 곱씹어 생각하기 때문이다. 이런 사람은 낮에 겪은 일을 밤중까지 곰곰이 되씹어 생각하느라 잠을 설치기 쉽고, 이것이 습관화되면 24시간 과거의 갖가지 일이 머릿속에서 떠오르면서 철야 불면하는 일이 생긴다.

다섯째, 사유(思惟)란 좌절된 스트레스를 해결하는 과정인데, 사유오류는 스트레스해결을 불가능하게 하거나, 또 다른 스트레스를 발생시킨다. 사유오류로 발생하는 스트레스를 오성적 스트레스라고 한다. 욕구충족은 객관적 방식, 포기는 주관적 방식이 요구되나, 정치 경제 사회 건강 질병 등 객관문제에 신(神)이나 풍수(風水) 등 주관을 도입하면 일종의 사유오류다.

여섯째, 자아의 인지와 사유능력은 훈련에 의해 좋아질 수 있다. 경험 많은 선원은 수평선에 뜬 작은 구름만 보고도 폭풍이 올 것을 예측하며, 경험 많은 의사는 조그만 증상만으로 질병을 예측한다. 자아는 경험에 의해 올바르게 인지하고, 훈련에 의해 올바르게 사유한다.

일곱째, 자아의 능력과 신체적 연령은 비례하지 않는다. 일반적으로 나이가 들수록 자아도 성장하지만 꼭 비례하지 않는다. 자아의 능력은 '정신연령'으로 표시한다. 정신연령이 낮을수록 잘못된 인지와 사유로 스트레스를 증가시킨다. 정신연령이 낮을수록 성격에서 자아의 역할이 미약하고 욕구와 기억의 힘이 강하며, 정신연령이 높을수록 자아는 욕구와 기억에서 해방되어 간다.

여덟째, 자아는 본래부터 욕구를 효과적으로 충족하기 위해 발달된 기능이다. 자아의 발달에 의해 욕구충족의 방법이 점차 다양하고 효과적이 되었으며, 욕구충족을 판성하는 것도 사아의 몫이 되었다. 자아는 산섭석 시연적인 욕구충족 방법을 추구하면서 즉각적 충동적으로 충족을 요구하는 욕구를 설득시킬 수 있다. 이 능력으로 자아는 욕구로부터 해방될 수 있었고, 어떤 경우에도 평안함을 누릴 수 있게 되었다. 자아가 욕구를 설득할 수 있으면 어떤 스트레스도 다 해결된다.

12. 자아활동의 습관화

자아활동이 만성적으로 반복되면 습관화, 무의식화가 된다.
자아활동의 습관화로 인해 신경증이 형성된다.

인지와 사유 양방면 모두 장기적으로 계속되면 습관화가 일어난다.

'파블로프의 개 실험'은 인지의 습관화를 증명한 실험이다. 파블로프가 개의 침이 밖으로 흘러나오도록 수술한 후 먹이를 줄 때마다 종을 울렸더니, 일정기간이 지난 후 먹이를 주지 않아도 종을 울리면 침을 흘렸다. 습관화되었기 때문이다.

엄격한 부모 밑에서 성장하면 대인관계가 부자연스럽고, 귀염을 듬뿍 받고 자라면 친화적인 사람이 되는 것도 이런 습관화에 해당한다. 에릭슨은 생후 일 년 안에 긍정적 혹은 부정적이라는 성격의 주요특징이 결정된다고 주장하였다. 습관화 되면 동시에 무의식화 된다. 만일 부정적 사고가 습관화하면 만성적인 스트레스 상태가 된다. 이때는 홧병이 되어도 뭐가 문제인지 의식하지 못하므로 적당한 대처방법을 찾을 수가 없다. 이유도 없이 짜증이 잘 나고, 마음이 즐겁지 않는 다면 무의식적 스트레스가 있는지 생각해야 한다.

사유의 습관화는 스트레스의 만성화가 원인이다. 자아는 본래 욕구를 충족시킬 의무가 있으므로 스트레스가 있는 한 잠시도 쉬지 않아서 사유는 언제까지나 계속된다. 충족되지 않은 욕구가 사유 활동의 에너지를 끊임없이 제공하는 것이다. 이게 만성화하면 뭐가 문제인지 모르면서 온갖 잡생각을 계속하게 된다.

불면증은 사유 때문에 밤에도 뇌가 쉬지 못하여 나타난다. 사유가 그치지 않은 상태로 잠자면 피로가 풀리지 않아 몸이 무겁고 기억력이 떨어지며 전신 근육통이 자주 생긴다. 피로가 풀리지 않는 잠은 자꾸 더 많은 수면을 원하므로, 머리만 땅에 대면 잠이 든다는 '만성수면부족증(기면증)'이 생긴다. 시간만 나면 코를 곯고 잠이 드므로 본인은 잠을 '잘 잔다'고 대답하지만, 실은 자고 일어났을 때 머리가 맑고 피로감이 없어야 잘 잔 잠이다. 잠이 잘 오든 안 오든 자고 났을 때 피로가 풀리지 않는다면 잠이 문제다.

사유의 습관화는 종종 유사한 생각이 체 바퀴처럼 반복되는 데, 이는 한정된 기억 속에서 자아가 순환하기 때문이다. 서경보 스님은 〈선이란 무엇인가〉에서 "잡념을 그대로 두었더니 똑 같은 잡념이 자꾸 반복 되더라"고 말하였다. 우리들도 자신의 생각을 잘 느껴보면 같은 생각이 늘 반복되는 걸 알 수 있다. 똑 같은 이미지나 같은 멜로디가 자꾸 머릿속에 떠오르는 것도 사유의 습관화 때문이다.

윤회(輪回)는 이 같은 '생각의 반복'도 의미한다고 본다. 고통스런 생각을 반복하면 곧 윤회의 고통이 아닌가. 불면증으로 고생해 보면 생각의 윤회가 말 그대로 고통이라는 걸 전적으로 동감할 것이다. 그렇다면 해탈(解脫)은 이 생각의 반복에서 벗어나는 것이며, 반복되는 생각을 멈추는 건 점진적이 아니라 순간적이기 때문에 돈오(頓悟)라 할 것이다.

충족되기 바라는 욕구가 내재하면 잠이 들어야 할 순간조차 끊임없이 사유가 반복되지만, 욕구가 없어지면 사유는 마치 기름 없는 자동차처럼 순식간에 멈춰 선다. 사유가 멈출 때 번뇌망상이 마치 불꽃이 꺼지는 것처럼 사라지므로 이를 표현하여 열반(涅槃 nirvana)이라 한다. 불면증에서 벗어나는 방법은 이것이다.

습관화된 자아활동은 무의식적이라 교정하기 쉽지 않다. 하지만 이걸 해결하지 않으면 진정한 평화(깨달음)에 도달하지 못한다. 습관화된 자아활동을 해소하는 건 건강과 행복을 얻기 위해 넘어야 할 가장 큰 관문 중의 하나다.

13. 자아의 성장

**자아가 성격 중에서 중요한 역할을 하면 성장하였다고 한다.
자아성장 정도를 정신연령으로 표현한다.**

이상적인 자아는 '사물을 정확히 인지'하고 '가장 효과적인 방법'으로 욕구를 '신속하고 완전하게 해결'하는 자아다. 이런 자아는 절로 얻어지는 게 아니라 장기간 학습을 통해 점진적으로 성숙하는 것이므로 꾸준히 노력해야만 홧병이 비로소 해결된다.

이상적 자아는 풍부한 경험과 지식을 갖추고, 욕구에 집착하지 않으며, 고정관념이 없고, 정확한 인지와 논리적 사유를 행하며, 만성적 반복적 습관적 사유가 없어야 한다. 이런 자아는 단 시일에 이루어지는 것이 아니므로, 장기적으로 꾸준히 노력함으로서 이루어진다.

이 모든 과제를 달성하면 가장 성숙한 자아로 보는데, 자아가 제 역할을 잘 못하는 미숙한 자아부터 성숙한 자아까지 성장 정도를 '정신연령'으로 표시할 수 있다. 정신연령은 신체연령과 비교하여 표시한다.

연 령	신체 발달	정신 발달
유아기 (0-2세)	양육을 받지 않으면 생존할 수 없다.	도움을 받지 않으면 자신의 일도 처리하지 못한다.
아동기 (2-6세)	옷 입고 밥 먹는 간단한 일은 스스로 한다.	아주 긴한 일만 스스로 하고, 대부분 남에게 의존한다.
학동기 (6-12세)	차츰 자기 일을 알아서 한다.	자기 일은 알아서 하지만 남을 잘 이해하지 못한다.
소년기 (12-18세)	조금 씩 남을 도울 수 있다.	선악 관념과 이해타산이 이분법적이다. 정의감이 강하지만 독선적이다.
청소년기 (18-22세)	부모를 떠나 독립한다.	독립적으로 사고하며 다른 사람의 의견도 이해하려 한다. 이분법적 사고에서 점차 벗어난다.
청년기 (22-35세)	결혼하여 가족을 부양한다.	주위사람들의 다양한 삶을 이해하고 존중하며, 공동의 이익을 추구할 수 있다.
장년기 (35-60세)	사회적으로 중요한 직책을 수행한다.	좀 더 많은 사람들의 이익을 추구할 줄 안다. 현실인식과 미래예측 능력이 완숙하여 지도자가 된다.
노년기 (60세이후)	인생을 마무리한다.	정신적으로 신체적 한계를 넘는다. 후세 사람들의 삶의 표본이 된다.

정신의 성장은 신체의 연령과 마찬가지로, 자신의 일도 처리하지 못한다.(아동) → 자신의 일을 알아서 하나 자신 밖에 모른다.(소년) → 자신의 일은 물론 남의 일도 돕는다.(청소년) → 더욱 많은 사람들을 돕는다.(장년) 의 순서로 발전해 나간다. 간혹 자신이나 가족은 돌아보지 않고 남 돕는 일에만 열중하는 사람도 있으나 이는 일부 욕구에 집착하는 점에서 이기심과 마찬가지이므로 '자신 밖에 모르는 나이'(소년)로 간주한다.

아는 것이 많고, 집착과 고정관념이 없으며, 명확히 인지하고 올바르게 해결하는 사람이 비로소 '많은 사람들을 도울 수 있다.' 따라서 정신연령이 높은 사람이 지도자가 되어야 하는데, 그렇지 못하면 그 사회는 혼란을 피할 수 없을 것이다. 지도자를 뽑을 때 가장 먼저 따져봐야 하는 게 정신연령이다.

정신연령의 파악은 어렵지 않다. 몇 가지 지표만 가지고도 판단이 가능하다. 정신연령이 높은 사람은 스트레스를 잘 해결하므로 스트레스 증상이 많지 않을 것이고, 즐겁게 살 것이므로 얼굴이 행복해 보일 것이며, 가족과 주위사람들이 서로 사랑하는 사람들일 것이다. 만약 홧병이 있거나, 얼굴이 노심초사하거나 성난 표정이며, 사람들과 자주 다투고, 가족 간의 불화가 존재하는 사람이라면 지도자로서 적당하지 않은 사람이다.

지도자만이 아니라 배우자나 직장동료, 친구를 사귈 때도 정신연령을 따져보면 좋다. 정신연령이 낮은 사람과 같이 있으면 스트레스를 많이 받게 마련이라, 심하면 그 때문에 홧병이 생기기도 할 것이다. 우리나라 민속증후군이리고 일컫는 주부들의 홧병 중에 남편의 정신연령 때문에 발생한 홧병이 적지 않다. 반대로 정신연령이 높은 사람과 같이 있으면 마음이 편하고 즐거울 것이다.

한 사회의 평균 정신연령이 높을수록 그 사회는 안정되고 부강해 진다. 어려운 문제도 척척 해결하는 사람들이 많으니까 어떤 위기도 곧 극복할 것이며, 올바른 것이 무엇인지 잘들 알기 때문에 편이 갈려 극단적으로 싸우는 일도 없을 것이다. 반대로 평균정신연령이 낮으면 그 사회는 혼란과 분열이 심해진다. 저마다 제 생각만 주장하고 양보하려 하지 않으며 타협할 줄 모르고 극한투쟁도 불사하는 사람이 많을 것이다.

신체연령은 무조건 세월 따라 꼬박꼬박 증가하지만 정신연령은 세월과는 상관없이 정체하거나 혹은 퇴보할 수 있다. 성격은 스트레스를 해결해 나가며 성장하는데, 전혀 스트레스가 없거나 혹은 감당할 수 없는 스트레스를 받으면 성격이 퇴행하거나 고착한다. 혹은 별 노력 없이 새로운 방법을 배우려 하지 않으면 성격이 성장하지 않는다.

고정관념은 성격성장을 막는 중요한 요소다. 고정관념이란 동일한 방법으로 여러 스트레스를 해결하려 드는 것으로, 스트레스의 원인과 해결을 깊이 생각지 않게 하므로 자아가 성장하지 않는다. 삼강오륜이나 종교적 계율 등은 쉽게 고정관념이 되는데, 이런 관념이 사회적으로 지나치게 영향력을 발휘하면 그 사회는 성격미숙아가 대량생산된다.

조선시대와 이 시대 유림인사 중에 미숙한 성격을 가진 사람이 많은 게 그 예다. 옳고 그른 것이 분명하고, 정의감에 불타며, 불의를 참지 못하는 성격, 한 번 싫으면 다시는 보고 싶어 하지 않는 성격이 대체로 소년기에 해당하는 미숙한 성격이며, 최익현 같은 사람들이 여기 해당한다. 이런 성격은 민주화 투쟁 등 사회 변혁기에 중요한 공헌을 하지만, 역사상 커다란 분쟁과 비극을 일으킨 사람들이 또한 이런 유의 사람들이다.

홍위병이 주도하였던 중국의 문화혁명, 조광조는 실패한 개혁, 그 여파로 일어났던 몇 번의 사화, 최익현의 도끼상소 등등이 그 예이며, 오늘날 민주화세력 중에 또한 이런 사람들이 많이 있다고 볼 수 있다. 충분히 성숙한 성격은

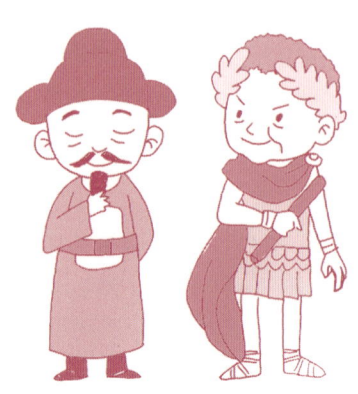

항상 좋은 결과를 이끌어 낼 수 있다. 조선 초기 부흥을 이끌었던 황희정 승이나, 로마 중흥의 기틀을 마련했던 카이사르가 성숙한 성격의 소유자라 할 수 있다.

14. 정신연령 측정표

다음 표를 체크(☑)하여 정신연령을 측정하고, 성장이 미숙하면 자아성장을 위해 노력해야 한다.

다음 표를 보고 자신의 성격이 신체나이에 걸맞게 성장했는지 체크해 보자.

1) 유아기 (2세 이하)

❖ 인지능력

☐ 자유의지에 의한 것이 아니라 반사적으로 행동한다.
☐ 직관 혹은 직접적 탐색을 통해서 환경에 대한 개념을 형성한다.
☐ 익숙한 결과를 가져오기 위해 익숙한 행동을 할 줄 알지만, 그 행동이 왜 그런 결과를 낳는지 이해하지 못한다.
☐ 새로운 목적을 추구하기 위해 익숙해진 행동을 사용할 줄 안다.
☐ 익숙해진 방법이 효과가 없으면 새로운 방식을 사용하려 한다.
☐ 실제로 해보지 않고도 행동의 결과를 예측할 수 있다.(18개월 수준)
☐ 눈앞에 보이는 것에만 의존하여 생각한다.

❖ 사유능력

☐ 자신을 돌보는 사람과 친밀한 유대관계를 형성하고 유지하려고 한다.
☐ 친밀한 사람과 같이 있고 싶어 하고 떨어지면 불안해한다.
☐ 낯선 사람을 경계하고 불편해 한다.
☐ 욕구충족이 안되면 분노심, 신기한 것에 대한 호기심, 익숙한 사람을 보

면 즐거움을 나타낸다.(1-6개월)
- [ ] 일의 전후관계를 이해하여 정서적 반응을 나타낸다.(6-12개월)
- [ ] 다른 사람들의 감정에 반응하기 시작한다.(1-2년)

2) 학령전기(2-4세)

❖ 인지능력
- [ ] 실제 대상이 없어도 상상을 통해 묘사하고 놀이를 할 수 있다.
- [ ] 단어와 구절을 이해하고 사용한다.(2년)
- [ ] 발음이 명확하지 않고 가까운 사람만이 이해하는 부분이 있다.(3년)
- [ ] 어휘가 다양해지고 기본적 문법규칙에 의한 문장을 구사한다.(4년)

❖ 사유능력
- [ ] 타인의 특정한 요구에 순응할 수 있다.
- [ ] 상황에 맞추어 행동을 조절하거나 지연시킬 수 있다.
- [ ] 지시를 받지 않아도 사회적으로 받아들여지는 방식으로 행동할 수 있다.
- [ ] 욕구충동의 만족이 지연되는 것을 보다 잘 참는다. 금방 충족되지 않아도 좌절하지 않는다. 좌절감이 생겨도 이를 잘 다룰 수 있다.
- [ ] 옷이나 음식 등을 스스로 결정하려 하고, 가족활동에 대한 영향을 미치고자 한다.

3) 아동기 전기(5-6세)

❖ 인지능력
- [ ] 기초적 수준의 도덕관념이 형성된다.
- [ ] 타율적인 도덕성에서 점차 자율적 도덕 판단으로 옮겨간다.
- [ ] 보상과 처벌에 의해 행동한다.
- [ ] 자신에게 이익이 되는 정도로 옳고 그름을 판단한다.

☐ 모델을 정하고 그의 행동이나 태도를 모방한다.
❖ 사유능력
☐ 단지 학습을 통해 형성된 매우 엄격하고 고정적인 성역할 기준을 갖는다.
☐ 자신에 대한 타인의 태도를 파악한다.
☐ 다양한 활동이나 상황에 대한 타인들의 태도를 이해한다.
☐ 타인들의 이해를 통해 자신의 행동을 수정하고 조절한다.
☐ 사람들의 견해가 다르며, 상황에 따라 행동이 달라 질 수 있음을 이해한다.
☐ 도덕적 규범을 잘 이해한다.
☐ 자신에게 주어진 기대와 실제로 성취한 것을 비교하고, 타인들의 인정, 사랑, 지지의 표시를 파악하여 자신을 평가한다. 이것이 긍정적이면 자부심을 갖는다.
☐ 여러 가지 감정을 느끼고 적절하게 표현할 줄 안다. 정서적 표현에 대한 사회적 규범을 학습한다.
☐ 충동과 사회적 요구 간에 균형을 유지한다.
☐ 불안과 공포심을 경험한다. 감정을 감추거나 가장한다.
☐ 집단 놀이를 좋아한다.

4) 아동기 후기(7-12세)

❖ 인지 능력
☐ 질량과 부피 같은 물리적 개념을 사용하여 사고한다.(즉 부피가 달라도 질량을 같다는 등)
☐ 대상을 분류하고 순서를 짓는다.(가까운 친척과 먼 친척을 구분)
☐ 숫자에 대한 보존 능력을 획득한다.(1000m와 1km 가 동일한 것을 이해)

- □ 이를 통해 물리적 세계의 규칙과 대상간의 관계를 지배하는 원리에 대한 통찰력을 갖는다. 이 결과 과학, 역사, 수학 등 학문에 흥미를 갖는다.
- □ 책을 읽는 능력이 강화된다.
- □ 문학이나 음악 등 예술적 소양이 생긴다.
- □ 타인의 감정이나 사고 의도를 유추하고 가정한다. 이를 잘 추론하여 친근한 대인관계를 형성한다.
- □ 공정함, 충성, 권위에 대한 존중, 합법성과 정의 같은 사회적 관계에 대한 개념을 획득한다. 선의의 행동을 추구한다.
- □ 사회적 규칙이나 인습에 대한 지식을 갖는다. 사회질서의 유지에 부합되는 행동을 할 수 있다.
- ❖ 사유능력
- □ 일관성 인내심 정확성 기민함 등의 좋은 성격적 특성을 강화한다.
- □ 공격성, 제 멋대로 행동 등 나쁜 성격적 특성을 교정한다.
- □ 능력과 성취를 통해서 사회적 지위를 깨닫는다.
- □ 친구를 사귀면서 자기중심적 사고에서 벗어난다.
- □ 또래집단의 사회적 규범과 압력에 민감해진다.
- □ 동성의 친구 간에 친밀감이 형성된다.
- □ 집단의 목표를 개인적 목표보다 중시하게 된다.
- □ 각자 담당한 위치에서 각기 다른 역할을 수행하여 집단적 목적을 성취할 줄 안다.
- □ 집단적 경쟁에서 승리하기 위해 집단에 헌신할 줄 안다.
- □ 규칙을 이해하고 전략을 세우며, 성원들의 장단점을 평가하고, 상황에 대한 판단을 한다.

5. 청소년 전기 (12-22세)

❖ 인지능력
☐ 인식이나 경험에 의해서보다 논리적 원리에 의해 사고한다. 자신이 사고를 비판적으로 검토할 수 있고, 한 변수가 다른 변수에 미치는 영향에 대해 가설을 세울 수 있다.
☐ 두 범주 이상의 변수를 정신적으로 다룰 수 있다.
☐ 사건이나 관계가 미래에 변화한다는 것을 고려할 수 있다.
☐ 일어날 수 있는 사건에 대한 가설을 세울 수 있다.
☐ 자신의 행동결과를 예측할 수 있다.
☐ 일련의 진술이나 문장에서 논리적 일관성을 가려낼 수 있다.
☐ 자신과 자신이 속한 세계에 대해서 상대론적 입장에서 생각할 수 있다. 즉 다른 세계에 속한 사람들의 입장을 이해할 수 있다.

❖ 사유능력
☐ 부모로부터 떨어져 나와 또래 집단의 조직에 속하게 된다. 또래 집단의 조직을 평가하고 조직 내에서 자신의 위치를 평가한다.
☐ 이성에 대한 관심이 점차 증가한다.
☐ 감정이 격하고 기복이 심하다. 낙관과 비관, 자부심과 수치심이 강하게 경험된다.
☐ 친구들이나 가족이 이해할 수 없는 감정을 경험하고 고립감을 느낀다. 이러한 감정 상태에 과민해진다.

6. 청소년 후기 (18세 - 22세)

❖ 인지능력
☐ 기계적 암기나 수행 능력이 최고조에 달한다. 판단 추론 창의성 등은 이후에도 계속 발달한다.

❖ 사유능력
☐ 사고와 행동이 자율적이 되어 부모로부터 독립한다. 문제해결이나 미래

에 대한 계획을 혼자서 다룰 수 있다.
- □ 신체적 발달에 합치되는 성역할에 대한 규범을 갖는다.(성인 남자로서 안정된 직업을 갖고 가족을 부양하는 것. 성인여자로서 남편과 아이를 돌보는 것, 집안일을 잘하는 것)
- □ 좋아하는 하는 이성을 선택하는 것, 성 정체감을 확립하는 것, 적절한 성인의 역할을 배우는 것, 성행위를 이해하고 지식을 갖추는 것.
- □ 나는 누구인가? 무엇을 할 것인가? 미래에 어떻게 될 것인가? 에 대한 대답을 준비한다. 이를 통해 신념 가치관 정치적 견해 직업 등에서 스스로 의사결정을 할 수 있다. 이 과정에서 생기는 일시적인 혼동이나 우울증을 극복해 낸다.

7. 청년기(23세 - 35세)

❖ 인지능력
- □ 현실에 기반을 두지 못하고 다소 과장된 목표로 구성되어 있는 꿈과 희망을 명확하게 정의해야 한다. 어린애 같은 환상과 그릇된 가정들을 버리고 자기신뢰와 자기수용을 선택한다.
- □ 청년의 목표를 인정하고 기술이나 지혜를 가르쳐 주며 청년이 자신의 경력에서 전진하도록 영향력을 발휘하고 자신감을 가지게 하는 지도자(mentor)를 발견해야 한다.
- □ 직업을 선택하고 경력을 쌓고 발전시켜 나가야 한다.
- □ 친밀한 관계를 형성해야 한다.
- □ 부모의 도움과 기대에서 벗어나 자신의 삶에 대한 전적인 책임을 받아들여야 한다.
- □ 자신의 생활기술을 발달시키고, 사고가 비판적 분석적 논리적 목표 지향적이 되어야 한다.
- □ 삶이란 단순하지 않다는 것을 인정하고 자신의 한계를 의식하며 노력에

입각한 능력의 개발에 정진함으로서 성장을 추구한다.
- ❖ 사유능력
- ☐ 결혼 후 장기간에 걸친 상대방에 대한 헌신을 준비한다. 자아정체감을 바탕으로 이성과 깊은 정서적 유대를 형성하는 것을 즐거워한다.
- ☐ 자신을 표현하는 대화과정을 통해 조화적 관계를 형성하는 이성을 획득한다.
- ☐ 결혼초기의 긴장을 타협과 헌신을 통해 해결하고 적응한다.
- ☐ 자녀의 출산과 양육과정에서 생기는 책임과 분담을 완수하고, 부부간의 유대를 지속시킨다.
- ☐ 자신과 가족을 부양한다.
- ☐ 직업을 획득하고 직업에 필요한 전문지식이나 직장에서의 조직구조, 직업에 존재하는 고유한 요구나 위험, 동료들과의 인간관계 등에 적응한다.

8. 장년기 (35세 - 60세)
- ☐ 경제적으로 안정된다. 직장에서 높은 지위와 책임을 갖는다.
- ☐ 죽음을 의식하고 남은 시간을 현명하게 이용하고자 자신의 과거를 재평가한다.
- ☐ 남은 시기를 새로운 시작으로 받아들이고 삶의 기존 구조에서 부정적인 요소들을 수정하고, 새로운 요소들을 갖추기 위한 선택이 이루어져야 한다.
- ☐ 장년기 이전에는 반대의 관계로 경험하던 상태나 경향 - 양극에서 그 중의 하나에만 해당할 수 있고 동시에 둘의 상태를 취할 수 없다고 느끼던 것을 직면하고 통합할 수 있어야 한다.
- ☐ 안전이 영원히 지속될 것이라는 가정을 버려야 한다. - 장년기에 부모를 잃거나 부모가 있더라도 역할전도가 일어난다.

- [ ] 자신과 사랑하는 사람들에게 죽음이 일어나지 않을 것이라는 가정을 버린다. - 부모가 병들거나 사망한다.
- [ ] 배우자 없이 사는 것이 불가능하다는 가정을 버린다. - 특히 장년기의 여자들은 배우자의 보호 없이 살 수 없다는 사고를 버림으로서 광범위한 사회적 접촉을 경험하게 되고 인격의 발달을 도모할 수 있다.
- [ ] 가족 밖에서는 어떠한 삶이나 변화도 존재할 수 없다는 가정을 버린다.
- [ ] 자신이 순수하다는 가정을 버린다. - 탐욕 시기 경쟁과 같은 속성이 자신에게도 있다는 것을 깨닫고 자신의 장점과 단점을 분명히 알아야 한다.
- [ ] 지혜를 중시한다. - 육체적 능력의 감소를 극복해야 한다.
- [ ] 대인관계를 사회화해야 한다. - 갱년기의 남녀관계는 성적대상으로 가치를 두기보다 개인적인 인격에 가치를 두어야 한다.
- [ ] 정서적 융통성이 있어야 한다. - 사랑하는 사람, 좋아하는 일 등 지금까지 해왔던 정서적 투자를 전환할 수 있어야 한다.
- [ ] 지적 융통성이 있어야 한다. - 견해나 활동에 융통성이 있어야 하고 새로운 사고에 대해 수용적이어야 한다.

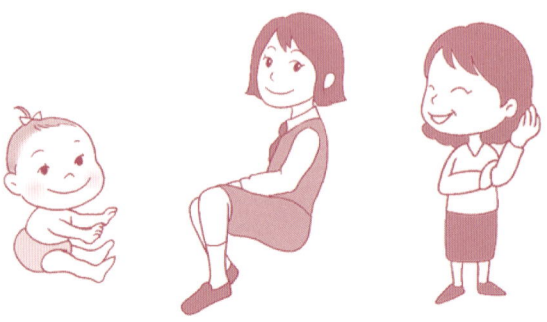

이상 〈인간행동과 사회 환경〉에서 인용

15. 자아해방

자아가 충분히 성장하여 기억과 욕구로부터 자유로워지면 자아해방이라 한다.

자아해방은 성격성장의 최고 목표다.

자아가 욕구를 충족시키기 위해 존재하지만, 욕구가 충동적 즉각적 무조건적으로 충족을 요구하는 반면, 자아는 현실조건을 검토하여 욕구를 유예하거나 포기시키는 기능이 있다.

	같은 점	다른 점
자 아	욕구충족을 추구	지연적, 간접적, 논리적, 사고를 통해 보다 효과적 방법 모색
욕 구		충동적, 즉각적, 직접적, 무조건적, 무사고적, 비논리적

욕구를 유예한다는 건 훗날을 도모할 수 있다는 뜻이다. 훗날을 도모하려면 사고범위가 넓어야 하는데, 자아가 발달할수록 생각하는 범위가 점점 더 넓어지게 된다. 이 때문에 자아성장을 알기위해서 그 사람의 생각이 얼마나 큰 범위에서 이루어지는 가 측정하는 방법이 있다. 어떤 면에서 보면 도(道)를 닦는 건 곧 생각의 범위를 넓혀가는 것과 같다. 남보다 더 크게 생각할 수 있다면 도인이라 할 것이다.

생각이 좁을 땐 욕구충동을 억제하기 어렵지만, 넓고 길게 넓혀가다 보면 욕구 다루기가 점점 쉬워진다. 어느 경지에 다다르면 욕구가 전혀 문제가 되지 않는 상태에 이르는데 이것이 '자아해방'이다. 미로 안에 든 쥐가 욕구라면, 위에서 미로를 내려다보고 있는 사람이 자아에 해당한다. 쥐는 막다른 길에 부닥칠 때마다 스트레스를 받겠지만, 미로의 끝을 알고 있는 사람은 마음이 흔들리지 않을 것이다. 또 먹이에 이끌려 덫에 갇히는 쥐가 욕구라면, 덫에 걸린다는 사실을 이해하고 먹고 싶은 욕구를 억제할 수 있는 게 자아다. 욕구는 쉽게 먹이를 포기할 수 없을 터지만, 자아는 쉽게 먹이를 포기할 수 있다.

  자아가 만일 생각을 점점 넓혀가서 곧 어느 경지에 다다르면 마침내 욕구의 영향에서 완전히 벗어날 수 있다. 좁고 짧게 생각할 때는 욕구의 노예와 같았지만, 생각을 넓고 길게 가지면 더 이상 욕구의 영향을 받지 않으며 오히려 욕구를 조절하니 해방되었다 말할 수 있다.

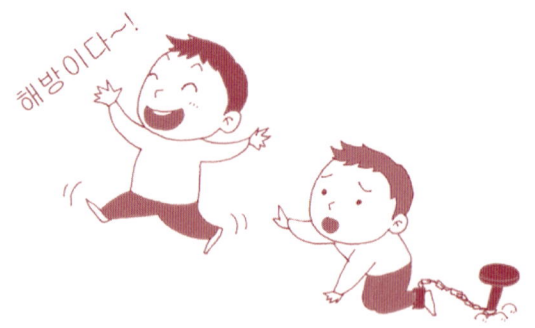

  해방된 자아는 우리가 갖추어야할 가장 이상적 자아다. 욕구의 포기와 실현을 결정하고, 포기할 때 잘 포기하며, 실현할 때 잘 실현하기 위해 자아가 욕구에 예속되지 않는 게 중요하기 때문이다. 욕구가 강하면 포기하려 해도 포기가 쉽지 않고, 실현하려 해도 자꾸 어리석은 짓을 저지르게 된다. 해방된 자아야 말로 깨끗이 포기하고, 지혜롭게 행동한다.

  해방된 자아를 가진 사람은 일찍부터 여러 성인들이 말한 이상적 인간이다. 노자의 진인(眞人), 논어의 현인(賢人), 불경의 부처가 그런 사람들이다. 〈노자〉의 "스스로 살고자 애쓰지 않으니 능히 오래 산다." 〈논어〉의 "나물 먹고 물마시고 팔베개하고 누웠으니 대장부 살림살이 이만하면 족하다." 〈성경〉의 "하늘나라에 재물을 쌓아라." 등등이 모두 자아해방을 말하고 있다.

  〈금강경〉의 "보살(菩薩)은 아상(我相) 인상(人相) 중생상(衆生相) 수자상(壽字相)을 버려야 한다."는 아주 분명히, 자아가 해방되어 나가는 순서를 층차적으로 설명하고 있다. 수양(修養)의 근본은 이처럼 자아가 욕구에서 벗어나는 데 있다. 참선은 비교적 잘 정돈된 자아해방의 수련법이다.

예를 들어 간화(懇話)든 묵조(默照)든 참선법은 생각을 정지하는 수련인데, 생각의 정지는 욕구에서 벗어나야 가능하다. 생각은 욕구를 해결하려는 자아활동이므로, 욕구에서 예속된 자아가 있는 한 생각은 일어나게 되어있다. 욕구에서 완전히 벗어나 생각을 멈출 수 있으면 선정이라 하는데, 선정(禪定)은 곧 욕구에서 해방된 자아다.

반면에 욕구지배를 받는 자아를 가진 사람은 잠시도 쉬지 못하고 가시밭길을 헤매는 것처럼 생각 속에 휩싸여있다. 욕구는 끊임없이 충족을 요구하기 때문이다. 이런 사람이 바로 도킨슨이 말한 '유전자의 노예'이다.

자아가 욕구의 노예인 사람과 욕구에서 해방된 자아의 차이는 다음과 같다.

노예 자아(수양하기 전)	돈 없으면 슬프고, 욕 먹으면 화난다. 칭찬받으면 우쭐하다.
해방된 자아(깨달은 후)	돈이 있든 없든 욕을 먹든 안먹든 마음이 평안을 유지한다.

자아가 욕구의 노예인 사람은 욕구가 충족되면 좋아하고, 좌절되면 분노하는 모습이 마치 이 단추를 누르면 저 불이 켜지고, 저 단추를 누르면 이 불이 켜지는 기계와 같다. 이런 사람은 뇌물과 아첨으로 조종할 수 있으니 다루기가 쉬울 것이다. 반면에 욕구로부터 해방된 사람은 어떤 경우에도 스스로 마음의 평안을 유지한다. 미륵선사가 남긴 다음 말을 보자.

"늙은 몸에 허름한 옷을 입어도, 떨어진 곳을 기우면 추위 막는데 불편이 없다. 맛있지 않아도 배부르면 족하니 만사가 다 인연을 따라 일어남이라. 때론 사람들이 나를 욕해도 나는 다만 '좋아 좋아'라고 말한다. 때론 나를 때리려는 사람이 있지만 나는 때리기 전에 넘어져 버린다. 얼굴에 침을 뱉으면 침이 절로 마를 때를 기다린다. 이렇게 하면 나도 힘을 아끼고 그도 화를 더 낼 일없이 속이 시원할 것이다. 이런 지혜가 곧 오묘한 보배이다. 이런 소식을 알면 어떤 근심인들 떨쳐버리지 못하겠는가?"

16. 초자아와 자아, 이중행동

성격 속에서 욕구와 기억의 영향이 작을수록 좋다.

초자아는 사회성과 관련된 양심과 자아이상을 말한다. 그렇다면 자아와는 어떻게 다른가?

자아가 인지력과 판단력을 지칭하는데 비해 초자아는 기억의 일부분일 뿐이다. 기억은 자아가 인지와 판단활동을 할 수 있도록 근거를 제공하는 자료(data base) 역할이니까, 초자아가 하는 일은 어떤 행동이 이전에 칭찬 받았는지 벌 받았는지 기억하여 자아의 판단을 돕는 일이다.

만일 정신연령이 낮으면 자아역할이 미약하여 초자아가 행동에 강한 영향을 미친다. 자아가 미약하면 욕구충동을 제어하지도 못하지만, 초자아의 불합리성을 비판할 수도 없다. 따라서 상황의 변화와 상관없이 도덕률을 비판 없이 수용하고 교조적으로 행동한다. 지나치게 도덕적이고 금욕적인 사람이 있다면 정신연령이 낮기 때문일 수 있다.

한 홧병 동지의 사연은 이랬다. 남편은 마을에서 효자로 소문날 만큼 부모한테 잘하고 마을어른들도 잘 모시는데, 좀처럼 아내 말을 들으려하지 않는다. 뭐라 불평이라도 하면 힘이 얼마나 센지 번쩍 들어서 마당에 팽개쳐 버린다고 하였다. 한번은 젓가락으로 코를 쑤셔서 피가 엄청나게 난 적이 있다고 하였고, 몸이 아파 보일러를 켜고 누워있으면 자꾸 꺼버린다 하였다. 삼강오륜의 도덕률에 의하면 이 남편은 대단히 훌륭한 사람이다. 하지만 그는 정신적으로 미숙한 사람이다.

〈장자〉에서 "백이는 이름을 위해 수양산에서 죽었고, 도척은 이익을 위해 동릉위에서 죽었다. 두 사람은 죽은 장소가 다르지만 목숨을 희생하고 본성을 해한 것은 마찬가지다. 어찌 백이는 옳다하고 도척은 틀렸다 하겠는 가"라고 말하였다. 고귀한 도덕률이라도 망하고 죽는 결과 밖에 안 된다면 욕구충동에 사로잡혀 자신을 망치는 것과 뭐가 틀리겠는가.

〈노자〉에서 "성인의 지혜(가르침)를 끊어버리고, 인의(仁義)를 내던져라"고 한 말도 이런 뜻이다. 성인의 지혜라 해도 자아가 미약한 사람한텐 고달픈 짐만 될 뿐이다. 퇴계가 "진리의 표준을 높이 드러내어 사회를 바로 잡겠다"는 의지로 성리학을 펴낸 건 좋았지만 조선후기사회가 더욱 고달프게 된 것도 이 때문이다. 무슨 도덕이든 자아가 부족한 사람한텐 속박만 될 뿐인데, 이는 도덕률보다 성숙한 자아가 중요하기 때문이다.

우리가 공부를 열심히 하여 동서고금 성현의 가르침을 모두 배운다 해도 자아가 미숙하면 다 소용이 없다. 〈삼국지연의〉에서 등장하는 공명과 형가의 차이점도 자아다. 형가의 학식도 공명에 비해 못할 리 없었지만, 현실을 분간하지 못하고 원칙만 주장하다가 결국 개죽음하지 않았는가. 정말 중요한 것은 자아의 성장이다.

자아미숙의 또 한 가지 문제는 이중성이다. 자아가 미숙하면 초자아를 이해 없이 기계적으로 따르기 때문에 초자아와 욕구의 충돌을 원만하게 해결하기 어렵다. 초자아를 따르긴 하지만 초자아와 상반되는 욕구충동도 없어지지 않고 마음속에 내연(內燃)하고 있다. 이 때문에 불의와 부정에 유난히 분개면서도 막상 자신은 같은 유혹에 쉽게 굴복당하고, 남이 볼 때는 엄숙하지만 보이지 않는 곳에서 본능대로 행동하는 사람이 된다. 자아가 성숙한 사람이라면 안팎이 모두 같을 것이다.

17. 욕구와 이상(理想), 그리고 현실 사이에서 자아의 활약

자아가 훌륭하면 욕구나 기억 현실 사이의 갈등을 잘 해소하여 홧병이 생기지 않는다.

스트레스는 욕구가 좌절될 때 발생하는 심신의 고통이며, 욕구를 충족시킬 수 없는 현실은 늘 고통의 근원이 된다. 언제나 현실과 욕구사이의 갭이 존재하여 이 세상 어느 누구도 욕구의 좌절을 겪지 않고 사는 사람은 아무도 없는 법이다. 또 초자아도 고통의 원인이다. 우리 희망과는 달리 세상은 타락하고 어수선하기 때문이다. 게다가 욕구와 초자아는 각기 복잡한 내용을 가지고 있다.

이렇게 다양한 편차를 가지고 있는 욕구와 초자아는 수많은 스트레스를 양산할 수 있는데, 이들 사이에서 자아가 대활약을 함으로서 스트레스를 해소한다. 그러니 자아가 제 역할을 못하면 얼마나 문제가 많을지 묻지 않아도 알 수 있다. 성숙한 자아만이 이와 같은 중재와 타협을 능숙하게 해내서 스트레스를 감소시켜 준다.

정신연령이 높은 사람은 타협을 통해 어느 경우나 욕구와 초자아가 모두 "윈윈"할 수 있다. 욕구와 초자아가 모두 윈윈 한다는 말은, 외면적으로 가족과 친구만이 아니라 '원수'까지 공존 공영하는 삶의 방식을 찾을 수 있다는 말이며, 이런 사람이 비로소 정신적으로 성인(成人)이 되었다 할 것이다. 갈리아 사람과 정적들을 포용한 카이사르가 성인(成人)이라면, 유대인과 집시 슬라브를 멸절하려한 히틀러는 정신연령이 미숙한 사람이다.

욕구와 초자아 그리고 현실사이에서 원만하게 중재하고 타협하는 자아의 모습이 구체적으로 어떤 것인지 다음 예를 들어 표현해본다.

1) 식당에서 당신이 좋아하지 않는 음식이 나왔다.

초자아적 : 그냥 먹는다.
자아적 : 다른 것을 달라고 부드럽게 요구한다.
욕구적 : 주인을 불러오라고 한다.

2) 당신이 어떤 사람과의 관계에서 스트레스를 받고 있다.

초자아적 : 참고 말 안한다.
자아적 : 당신을 괴롭히는 문제를 이야기한다.
욕구적 : 관계를 청산한다.

3) 연주회장에서 뒤에 앉은 사람들이 시끄럽게 떠든다.

초자아적 : 조용히 앉아 있는다.
자아적 : 뒤돌아서 조용히 해달라고 부탁한다.
욕구적 : '조용히 하시오!' 라고 소리친다.

초자아적 경향이 강한 사람은 타인을 배려하고 사회규율에 잘 따른다. 하지만 스트레스를 해소하지 못하고 억누르기 때문에 이 타입에서 가장 많은 홧병이 발생한다. 쌓였던 스트레스가 어느 순간 과도하게 폭발하기도 하는데, 이 때문에 조용한 사람이 순식간에 무서운 일을 저지르기도 한다.

욕구적 성향이 강한 사람은 자신의 욕구를 즉각적으로 충족시키려는 사람인데, 이러한 시도는 반발을 불러일으키기 때문에 종종 더 큰 스트레스로 발전하는 경우가 많다. 이런 유형 역시 홧병이 잘 발생한다.

자아적인 사람은 원만한 해결을 시도하는 사람이다. 이런 사람이 스트레스를 완전하게 해결할 가능성이 크기 때문에 홧병이 잘 발생하지 않는다.

18. 자아를 성장시키는 방법

자아성장은 우리의 가장 큰 과제이다.

살아가면서 해야 할 가장 큰 과제는 무엇일까. 그것은 두 말할 나위 없이 자아성장이다. 왜냐하면 성숙한 자아야말로 돈과 건강과 행복을 보증하기 때문이다. 성숙한 자아를 가지면 부귀와 공명을 한 몸에 거둘 수 있고, 미숙한 자아는 돈을 잃게 하고, 건강을 망치고, 인생을 비참하게 만든다.

성숙한 자아가 어떻게 돈과 건강과 행복한 마음을 보증하는가. 그것은 자아가 바로 이해력과 판단력이기 때문이다. 사물을 올바로 이해하고, 지금 무엇을 해야 좋을지 올바로 판단하면 곧 돈이나 건강은 자연히 얻지 않겠는가. 자금을 운용하고, 사업계획을 세우는 능력이 모두 자아에서 나온다.

어떻게 해야 건강하게 살고, 어떻게 해야 돈을 많이 버는지 이해하는 것도 자아다. 그러니까 당연히 가장 중요한 일 - 자아를 성장시키는 일에 시간과 노력을 아끼지 말아야 옳다.

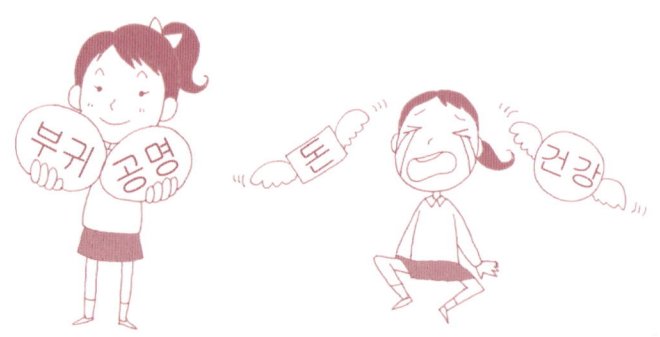

다음은 자아를 성장시키기 위한 십계명이다. 지금까지 잘 읽어온 사람은 잘 알겠지만, 다시 한 번 강조하면 다음과 같다. 이 열 가지를 잘 기억하면서 생활해 보자.

첫째, 자아는 곧 인지력과 판단력이다. 인지력과 판단력이 훌륭할수록 자아는 성장한다. 인지력과 판단력이 훌륭하려면 지식이 많아야 하고, 욕구와 기억에서 해방되어 있어야 하며, 논리적이어야 한다.

둘째, 사물을 세밀히 관찰하고 차이점과 공통점을 잘 발견할 수 있어야 한다.

셋째, 지식의 중요성을 이해하고, 늘 필요한 지식을 확보할 수 있어야 한다.

넷째, 집착하는 일이 없어야 한다.

다섯째, 도덕이나 종교 같은 데 너무 의지하지 않아야 한다.

여섯째, 논리적이어야 한다.

일곱째, 보다 정확히 미래를 예측할 수 있어야 한다. 미래예측에 의해 행동을 결정한다.

<u>여덟째</u>, 스트레스가 발생했을 때 포기할 것인지, 충족할 것인지 분명하게 결정할 수 있다. 상반되는 다양한 욕구들을 포기나 충족을 통해 명확하게 정리할 수 있어야 한다.

<u>아홉째</u>, 주관과 객관의 차이를 분명히 이해하고 포기는 주관적으로, 충족은 객관적이 된다.

<u>열째</u>, 자아활동의 습관화를 교정한다. 모든 자아활동을 의식화할 수 있고, 이것을 교정할 수 있는 능력이 있다.

만일 이렇게만 되면 홧병은 없어지고 인생은 행복하게 변한다. 성숙한 자아야 말로 모든 홧병에 대한 궁극적 해결책이다. 항상 염두에 두고 자아 발전을 이루도록 노력해야 한다.

7장.

홧병의 기타치료

1. 홧병의 양약치료

홧병 급성 발작기에 유효한 양약치료

홧병에 사용하는 양약은 크게 향정신성의약품과 기타약물로 나눌 수 있다. 향정신성의약품이란 중추신경계에 작용하여 불안 초조 염려 및 긴장을 완화하고 수면을 유도하여 주는 약물을 총칭하여 부르는 말이다. 계속 사용하면 대사기능이 생기고 약효가 차츰 줄어서 용량을 늘려야 하며, 중독되기 쉽고 습관성이 있어서 향정신성의약품 관리법이 제정되어 시행중에 있다.

향정신성의약품은 항정신병약(정신억제제) 항불안제 감정억제제 감정흥분제 정신자극제 등으로 분류하며, 홧병 동지들은 아마도 이중 몇 가지 약을 처방받아서 복용하고 있을 것이다. 향정신성의약품은 일찍이 습관성과 의존성 탐닉 등의 부작용 때문에 복용을 기피하는 사람들이 많다. 하지만 근래에 점차 부작용과 습관성이 감소된 안전한 약들이 개발됨에 따라 현재는 안정제로 자살하는 일이 거의 불가능하며, 습관성도 심리적 의존성을 배제하면 그렇게 많다고 볼 수 없다. 막연히 '먹으면 좋지 않다'는 생각은 옳지 않다.

아무튼 향정신성의약품의 발달로 여러 정신장애를 치유할 수 있고, 과거에는 거의 치료수단이 없어서 격리감금방치(隔離監禁放置)되었던 환자를 신속히 사회로 환원시킬 수 있게 되었다. 20세기에는 신체에 대한 약이 주류를 이루었으나, 21세기에는 향정신약의 시대라고 일컬어지고 있으며, 이미 그 이행기(移行期)로 접어들었다고도 볼 수 있다.

향정약품을 통해 정신적 위기를 극복하는데 큰 도움을 받는 건 사실이다. 그러므로 일시적이라면 향정약품을 사용하는데 망설이지 않아도 된다. 하지만 명백한 진단이 내려지지 않고, 일 년 이상 장기적으로 복용하는데도 증상의 변화가 거의 없다면 약물로 해결되는 홧병이 아닐 수 있다. 대부분의 홧병은 스트레스가 원인이므로, 스트레스 해결을 배우지 않으면 아무리 안전하고 우수한 성능의 향정약품이라도 홧병을 근절할 수 없는 게 당연하다.

그러므로 일단 필요한 검사를 거친 후 원인이 분명하지 않고, 따라서 의사가 적극적으로 약물을 권유하지 않으며, 약물의 효과도 크지 않다고 생각하면 약 복용을 중단하는 게 좋다. 이런 경우 대부분 약에 대한 막연한 의존심, 약을 중단하면 증상이 악화되지 않을까 하는 불안감 등 단순한 심리적 취약성이 문제가 될 뿐이다.

위에 해당하는 많은 홧병 동지들의 약복용을 중단시켜 보았는데, 심리적으로 허약하지만 않으면 오랫동안 약을 복용한 사람도 단기간에 약을 중단해도 문제가 없었다. 오히려 약을 중단한 경우 홧병의 치료효과가 좋았다. 왜냐하면 자신의 증상이 단지 스트레스 때문이라는 확신을 갖는 계기가 될 수 있기 때문이다.

스트레스성이란
1. 신체적인 질병상태가 아니며
2. 완전히 회복되는 기능성 장애일 뿐
3. 불안과 공포 등 심리적 취약성을 극복하면 자연히 없어진다

라는 의미로서, 증상이 심해져도 약이나 기타치료에 의지하지 않고 스스

로 대응해 나갈 수 있어야 치료가 빠르다.

심신병에 속하는 고혈압은 안정제 외에 혈압강하제와 혈중지질억제제 등이, 당뇨는 인슐린이나 인슐린분비촉진제가, 갑상선항진증에는 갑상선호르몬분비억제제 등 각 질환을 치료하는 약들이 처방되고, 환자의 상태에 따라 소화제, 제산제, 비타민제, 소염진통제 등이 함께 처방된다.

심신병은 약물에 대한 반응이 분명하므로, 의사의 지시를 따라 일정기간 복용해야 할 필요가 있다. 다만 혈당이나 혈압은 약물만으로 조절되는 게 아니라서 반드시 스트레스 관리를 통해 조절하는 게 이상적이다. 스트레스가 많으면 약을 열심히 먹어도 조절이 잘 안되고, 스트레스가 잘 관리되면 약을 줄여도 잘 조절된다.

그러므로 이 책에서 제기하고 있는 여러 스트레스 해소법을 익히는 것이 보다 핵심적인 문제다.

2. 한약의 사용

한약만으로 홧병이 낫지는 않는다. 하지만 많은 도움을 받을 수 있다.

근래 홧병에 대한 한의학계의 연구가 많아지면서 홧병 환자라면 한번쯤 한약을 복용하지 않는 사람이 없을 정도다. 하지만 한약의 효과는 신체에 국한될 뿐 심리적 문제는 해결되지 않는다는 걸 잊으면 안 된다.

대부분 홧병 환자가 겪는 증상은 스트레스 증상 + 체질적 증상으로 구성된다. 예를 들어 두통 불면 심계항진 위통 변비 손발의 냉증이 있을 때, 두통 불면 심계항진은 스트레스와 관련이 깊고, 위통 변비 냉증은 체질과 관련이 깊다. 이때 체질적 증상은 한약을 통해 완전히 회복시킬 수 있다. 물론 두통 불면 심계항진도 한약을 통해 크게 호전시킬 수 있다.

또 홧병으로 인해 발생하는 허약증에도 한약의 도움을 받을 수 있다. 화가 있으면 늘 긴장하고, 잠을 깊이 이루지 못하므로 피로가 누적되며 체력이 허약해지는 데 이를 동양의학에서 "화와 기(氣)는 양립하지 않는다."고 말한다. "건전한 신체에 건전한 마음"이라는 말이 있으니, 한약은 '건전한 신체'를 만드는 데 도움이 된다.

하지만 스트레스성 증상은 재발이 잘되고, 불안 우울 초조 강박 등 심리적 장애는 한약으로 잘 없어지지 않으므로 이 역시 스트레스 해소법을 배우는 것이 치료의 관건이다. 한약 역시 장기간 복용해도 큰 효과가 없다고 느끼면 더 이상 복용할 필요가 없다. 약에 대한 의존심을 버리고 마음을 바로잡는데 전력을 기울이는 것이 좋다.

심신병으로 분류되는 대부분의 홧병은 한약치료가 좋다. 효과가 느리긴 하지만 혈압과 혈당의 조절이나 갑상선기능항진 억제도 가능하고, 담마진 아토피 건선 등 면역성질환은 한약의 효과가 월등하다. 또 많은 부인과질환, 기능성 불임이나 생리통, 백대(白帶), 하혈(下血) 등은 얼마든지 한약으로 근치되는 증상들이다. 특히 '소아다동증'이라고도 부르는 ADHD도 한약으로 좋은 효과를 본다. 이런 효과 때문에 '홧병에 한약'이라는 말이 생겼다.

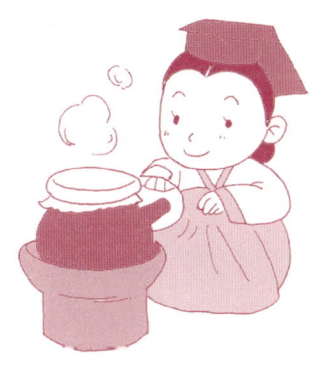

심신병은 스트레스성 장애 + 신체적 장애를 말하니까, 심신을 동시에 치료해야 한다. 스트레스에 대한 심리적 대응을 하면서 한약으로 신체적 장애를 치료하면 이상적이라 하겠다.

3. 약을 먹어야 하나 말아야 하나

신체이상이 뚜렷하지 않으면 약은 먹지 않아도 좋다.
양약을 6개월 이상 복용해도 효과가 없으면 더 먹어야 하는지 다시 검토해야 한다.

한약은 보조치료 수단으로 유효하다.

약을 먹어야 할지 아닐지 결정하는 일은 쉽지 않다. 이일을 잘 해내려면 무엇보다 증상에 대한 명확한 이해가 필요하다. 즉 스트레스성 기능성 증상이냐, 아니면 신체적 기질성 병변이냐를 명확히 구별할 수 있어야 한다.

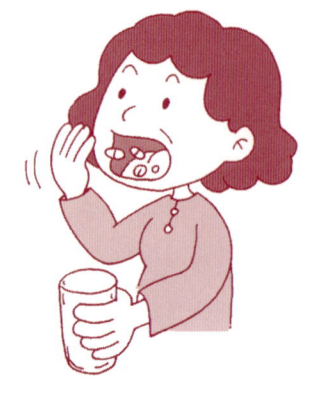

스트레스성 기능성 증상은 다음과 같은 특징이 있다.

① 병원 검사상 기질적 병변을 발견하지 못한다. '신경성'이란 진단을 받는다. 물론 오진을 피하기 위해 세 번 정도 각기 다른 병원에서 검사를 거치면 좋다.
② 증상의 변화가 심하다. 갑자기 좋아졌다가 갑자기 나빠진다. 심할 때는 곧 죽을 것 같지만 괜찮아지면 아무렇지도 않다.
③ 증상의 변화가 '심리적 상태'와 밀접한 관계가 있다. 증상이 나빠질 때를 돌이켜 보면 항상 뭔가 불안한 심리가 있었다는 걸 알게 된다.
④ 증상이 오래되었지만 그 증상으로 죽는 일이 없다. 매일 죽을 것 같다고 말하면서 살 건 다 사는 사람들이다.

반면에 신체적 기질성 병변은
① 병원진단에 이상이 발견된다.
② 증상의 변화가 적고 지속적으로 진행된다. 일정한 부위에 이상이 있다.
③ 심리상태와 관련이 적다.

이론상 모든 증상은
① 순전히 심리적으로 생기는 증상
② 심리적 원인과 신체적 이상이 복합된 증상
③ 순전히 신체적인 증상

으로 나눌 수 있다. 이때 ①번은 신체치료를 끊어볼 필요가 있고, ③번은 신체치료를 위주로 하고, ②번은 심리치료와 신체치료를 병행한다.

일단 스트레스성 기능성 증상의 특징 세 가지를 모두 갖추었다면 약물복용 같은 신체치료를 중지하고 심리적 대응에 전력할 필요가 있다.

스트레스성 기능성 증상에 있어서 약복용은 큰 영향이 없으므로, 끊어버려도 상관이 없다. 다만 약을 끊으려면 스트레스 증상에 대한 지식을 갖추고, 스트레스 해소 방법을 익힌 뒤여야 할 것이다. 알아야 두려움을 이겨낼 수 있다.

4. 종교, 기공

기공의 효과는 종교와 유사하다.

종교와 기공치료는 주관을 변화시켜 효과가 나타난다. 따라서 주관의 한계성이 있다.

스트레스성 장애는 위약(僞藥, placebo)에 대단히 민감하게 반응한다. 어떤 논문에 의하면 널리 쓰이고 있는 일부 향정신성 의약품도 위약을 투여한 대조군에 비해서 유의할만한 치료효과가 나타나지 않았다고 한다. 향정신성 의약품이라고 해도 심리적인 효과를 배제하면 거품이라는 의미다.

위약(僞藥)은 보통 약효가 없는 당분 등을 의약품과 동일하게 포장하고 동일한 과정을 거쳐 환자에게 투여한다. 따라서 환자들이 약이라고 믿고 먹게 되며, 약을 먹었으니 반응이 나타날 것이라는 기대를 갖는다. 이런 기대만으로 현저한 효과를 볼 수 있는 것이 스트레스 장애다.

위약만이 아니라 환자로 하여금 치료의 기대를 가지게 하는 모든 행위가 다 효과가 있다. 기도, 푸닥거리, 안수, 기공, 참선, 다양한 주술적 행동 그리고 침구나 뜸까지도 이런 효과를 본다. 만약 시술자가 그럴 듯한 복장과 모습을 하고, 신비한 행동을 한다면 효과는 더욱 좋을 것이다.

중국에서 천공(天功)의 기공집회에 참석한 적 있는데, 거의 대부분 사람들이 효과를 보았다. 기공사가 뭔지 알아들을 수 없는 주문을 외며 기(氣)를 발(發)한다는 동작을 하면, 수많은 사람들에게서 난리가 난다. 눈이 갑자기 좋아지고, 허리가 안 아프고, 오십견 땜에 안 올라가던 손이 쑥쑥 올라간다. 우리나라 부흥회도 이와 비슷하다. 우리 주 하나님의 권능으로! 죄를 사하고 질병을 고치노라! 목사가 소리치면 아프던 사람들이 순식간에 아프지 않다고 한다.

기공사의 기치료라는 것도 이에 속한다. 환자를 놓고 요상한 동작을 하면서 기를 준다고 하면 실지로 환자는 기가 들어오는 혹은 통하는 느낌을 받는다. 환자는 그것이 기공사의 능력인줄 알지만 실은 자신이 그렇게 할 뿐인데도! 만약 마음을 다른 곳에 두고 있으면 기공사 할아버지라도 환자에게 아무 영향도 미치지 못하는 것인데.

위약이나 기공, 종교를 통해서 분명한 효과를 볼 수 있지만, 아쉽게도 이렇게 얻은 효과는 유효기간이 얼마 되지 않는다. 기공집회가 끝나고 3일쯤 지나면 다시 아프고, 다시 안 보인다. 기치료를 받고 얼마 지나면 여전한 걸 느낀다.

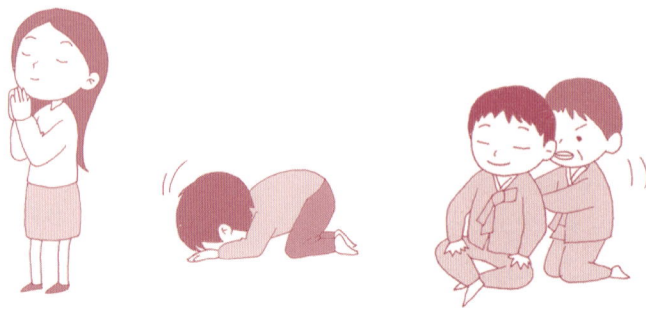

이렇게 되는 이유는 마음이 변하지 않기 때문이다. 홧병을 고치는 근본 방법은 여하튼 마음을 고쳐 스트레스에서 해방되는 방법 밖에 없다. 그리고 마음을 고치는 것은 누가 해주는 것이 아니요, 오직 스스로 풀어내야 할 과제다.

스트레스와 마음, 성격에 대해 공부하는 것만이 근본적인 대책이다.

5. 음 식

먹어서 안 좋은 음식은 조심하는 게 좋다.

불면증으로 고생할 때 매운 음식을 먹으면 확실히 잠이 더 안 오는 경험을 한 적이 있다. 이 외에도 술, 과식, 꿀, 커피 등이 영향을 주는 것을 경험하였고, 반면에 채식, 소식(小食) 등은 수면에 도움을 준다.

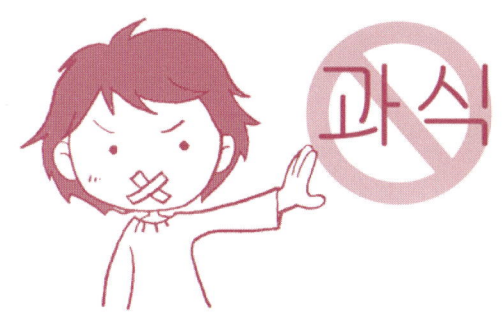

하지만 정신훈련을 하면서 느낀 것은 음식이 주는 영향은 그렇게 크지 않다는 점이다. 매운 음식을 먹으면 영향이 있긴 하지만 정신을 안정되게 가지면 잠자는데 큰 문제가 없다. 정신안정이 가장 중요하다는 말이다.

가장 좋기론 정신안정과 함께, 자극성음식, 알코올, 당분이나 기름기가 많은 음식을 조금만 먹는 다. 특히 저녁에는 과식을 피하고 이들 음식을 안 먹는 게 좋다.

동시에 저녁엔 흥분하지 않도록 조심하고, 연속극 등을 너무 늦게 보지 않도록 하며, 소설 등에도 몰두하는 일이 없으면 좋다.

8장.
홧병에서 벗어나게 하는 10가지 교훈

1. 홧병을 공부하자.

"아는 것이 힘이다." 뭐든 분명하게 이해하고, 알맞게 대응하면 제일 좋은 법이다. 한 동지는 오랫동안 심계항진과 흉통, 불면증으로 고생했는데, 오만가지 잡술이 다 효과가 없었다. 그러면서 홧병을 공부하던 중 어느 날 비로소 그 증상이 무슨 일을 걱정하면서 생겼다는 것을 상기하고, 두려워할 때마다 더 심해졌다는 걸 깨닫게 되었다. 그 다음부터 두려워하지 않기로 마음먹자 단시간에 불면증이 해소되었다. 혹 불면증이 생기더라도 그 불면증이 두려워하기 때문에 생긴 거라는 사실을 자꾸 되새기며 마음을 강하게 먹자고 다짐하면 곧 잠들게 되었다.

굳게 잠긴 자물쇠도 맞는 열쇠만 넣으면 금방 열리게 마련이다. 만약 맞지 않는 열쇠로 자꾸만 돌리면 어떨까. 홧병이 낫지 않는 건 맞지 않는 열쇠를 사용하기 때문이다. 혹은 자물쇠도 아닌 곳에다 열쇠를 사용하고 있을지도 모른다.

홧병에 대해 공부하자. 홧병은 왜 생기는지, 어떤 증상이 생기는지, 어떻게 치료하는지 알고 나면 홧병에 대응하기가 쉬워진다. 만약 홧병이 낫지 않으면 아직도 뭔가 모르는 문제가 있기 때문이다. 그 마지막 문제까지 알아내겠다는 각오로 공부해야 한다.

자신의 마음을 알아야 한다. 무엇을 원하고 있었으며 어떤 욕구가 좌절되어 있는지 찾아내야 한다. 그 좌절된 욕구를 찾아내어 포기든 충족이든 적당한 방법을 통해 해결해 주면 홧병은 없어진다.

2. 두려움을 없애자. - 심신교호작용해결

홧병 동지들이 신경증이라는 악순환에 빠지는 이유는 두려움 때문이다. 사소한 스트레스성 증상이라도 두려워하는 순간 고질병처럼 들러붙어서 동지들을 괴롭힌다. 만약에 어떤 홧병이라도 두려움만 극복하고 나면 절반이상 치료된 것이나 마찬가지다. 두려움만 없애도 홧병 때문에 생활에 지장을 받지 않을 것이다.

홧병에 대한 공부는 두려움을 없애는 가장 효과적인 방법이다. 홧병은 사실 순전히 마음에 달린 문제라서 아무리 심각하고 중대한 것처럼 보이고 때로 금방 죽을 것 같아도 마음만 고쳐먹으면 순식간에 없어지고 사라져 버린다. 홧병이 본래 이런 병이란 걸 알면 두려워할 필요가 없지 않은가.

어떤 증상이 생겨도 두려워하지 않는 것, 이것이야말로 홧병을 좌우하는 중요한 관문이다. 열심히 홧병에 대해서 공부하여 두려워할 필요가 없다는 사실, 홧병은 단지 두려움이 낳은 단순한 마음의 그림자일 뿐이라는 걸 확신하자.

그렇다. 두려움은 확신을 통해 없앤다. 홧병에 대해 이해하고 나서, 그 내용을 한번 두 번 체험하면서 그 사실들을 조금의 의심도 없이 확신할 때 두려움은 없어진다.

심신교호작용으로 일어나는 공황장애는 두려움을 버리는 것이 치료의 첫 걸음이며, 반 이상이다. 홧병을 공부한 뒤에 공황발작 시에 두려움을 싸워 이기고, 이 경험을 자꾸 반복하여 치료한다. 어떤 동지는 심계항진 때문에, 어떤 동지는 어지러움 때문에, 어떤 동지는 하늘에서 내려오는 검은 보자기 때문에 공황에 빠지지만, 심장이 곧 터질 거 같아도, 어지럼에 곧 죽을 거 같아도 두려움과 싸워 이겨야 한다. 알고 나면 두려워할 이유가 아무것도 없는 것들이다.

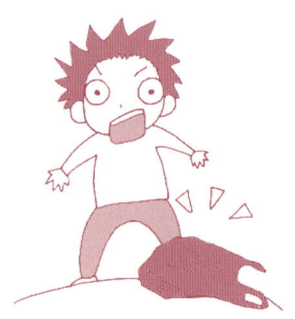

3. 긍정적으로 보자. - 감성적 스트레스 해결

인지에 대해서 공부했는가? 그렇다면 지금 동지들의 인지과정 어디에 문제가 있는지 이해할 것이다. 특히 불행한 기억 때문에 사물을 부정적으로 이해하는 것이 문제일 수 있다는 것도. 신경증은 반드시 지극히 정상적인 스트레스 증상을 있어서 안 되는 질병으로, 부정적으로 받아들이는데서 시작한다.

이제까지 무의식적으로 습관적으로 고정관념으로 보던 모든 것들을 바꾸자. 실패로부터 배우면 성공의 어머니가 되고, 질병으로부터 배우면 더욱 건강해지며, 죽음은 평안과 안식이라 겁낼 필요가 없고, 불이나면 부자가 되고, 욕을 먹으면 오래 산다고 생각하자.

51% 정도의 조건이면 만족하도록 하자. 반병 남은 술잔을 보면 즉시 '반이나 없다'는 안 돼, '반이나 남았다.'라고 해야 해, 라고 생각한다. 자식들이 뜻대로 따라주지 않아도 건강하게 잘 자라는 것으로 만족하며, 돈이 부족하더라도 먹고 잠잘 곳이 있으면 만족하며, 일이 힘들기는 해도 사람들을 도와줄 수 있다는 사실에 행복해 하자.

자신도 모르게 옛 버릇이 나오는 걸 경계하자. 늘 거울을 보고 자신의 얼굴을 살피자. 인상이 찌푸려져 있으면 옛 버릇이 나온 것이다. 마음이 유쾌하지 않으면 옛 버릇이 나온 것이다. 홧병이 심해지면 옛 버릇이 나온 것이다. 얼른 마음을 고쳐먹도록 주의해야 한다.

기분 좋은 일을 많이 경험하자. 이웃과 즐겁게 지내도록 노력해 보고, 아내와 행복해지도록 노력해서 즐거운 시간을 많이 갖도록 하자. 이런 좋은 경험들은 동지들을 긍정적인 사람으로 바꿔주는 데 큰 도움이 될 것이다.

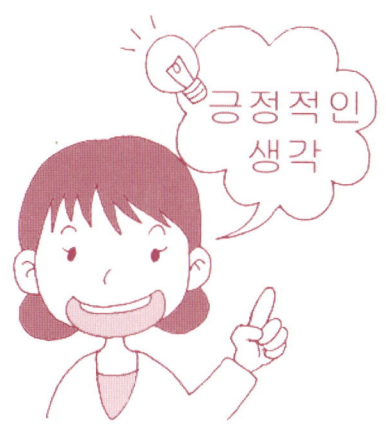

4. 이것이냐 저것이냐 분명히 하자. - 오성적 스트레스 해결

"사느냐 죽느냐 그것이 문제로다." 이것은 동지들에게도 적용되는 중요한 질문이다. 살 것인가? 죽을 것인가? 홧병에서 벗어나지 못하면 죽느니만 못하다. 차라리 죽는 게 낫다. 홧병에서 벗어나려면 욕구를 버릴 줄 알아야 한다. 버려야만 얻는 것이 건강이다.

많은 동지들이 말한다. 다 알지만 그게 쉽냐고요~ 쉽지 않은 이유는 버려야 할 욕구를 버리지 못하기 때문이다. 모두 다 살기를 원하지만 "죽으려 하는 자가 살고, 살려고 하는 자가 죽는다." 살 것인가? 죽을 것인가? 살려면 생명까지도 버릴 줄 알아야 한다.

여러 가지 욕구를 다 충족시킬 수 없다. 한 가지를 선택하고 다른 것은 버려라. 공부하기로 마음먹었으면 놀려는 마음을 버리고, 재산을 지키기로 마음먹었으면 과감히 보증서기를 거절할 수 있어야 한다. 결혼을 선택했으면 독신의 자유를 포기하고, 칭찬받기로 마음먹었으면 변하려는 마음을 버려야 한다.

 욕구를 분명하게 정리하면 이것만으로 대부분의 스트레스가 소실된다. 어떤 경우에도 마음먹기에 따라 스트레스 없이 보낼 수 있다. "비가 오면 우산 장수가 좋고, 날이 맑으면 짚신 장수가 좋다." "손님이 많으면 돈 벌어 좋고, 손님이 적으면 쉬어서 좋다." 욕구를 포기하기 나름이다.

5. 미래를 예측하라. - 성공으로 이끄는 힘.

 "평일엔 직장 나가 돈 벌어 좋고, 휴일엔 쉴 수 있으니 얼마나 좋은가." "낮에는 일할 수 있어 좋고, 밤에는 잠 잘 수 있으니 일마나 좋은가." 이렇게 생각해야 하는 이유는 이렇게 해야 결과가 좋기 때문이다. 결과를 생각해 보라. 어떻게 하는 것이 좋은 가를.

 욕구충족이 삶의 모든 목적임에도 불구하고, 일부 욕구를 버려야 하는 이유가 결과 때문이다. 모든 욕구를 다 충족하려고 들면 아무 것도 충족되지 않는다. 본래 이 세상은 욕구를 다 채울 수 없는 구조로 되어 있으니까. 어느 욕구도 포기하지 못한다면 스트레스는 피할 수 없다.

 채워지지 않는 욕구 때문에 괴로워한다면 동지는 홧병에서 벗어날 길이 없다. 홧병이 심해지면 마음이 괴롭고, 몸이 아파서 하루가 견디기 어려우며, 머지않아 일찍 세상을 떠날 수밖에 없을 것이다. 하지만 채워질 수 없는 욕구를 얼른 얼른 놓아버리고, 가능한 욕구들을 충족시키며 행복을 느낀다면 마음은 기쁘고 몸은 건강하여 천국과 같은 인생을 살아갈 수 있다.

 일부 욕구를 '버리면' 행복한 마음을 '얻는다'. 살려고 애쓸수록 일찍 죽게 되고 죽음도 두려워하지 않을수록 건강하게 오래 살게 된다. 과연 그런가? 결과를 생각해 보라. 결과를 예측해 보면 욕구를 다루기가 훨씬 쉬워질 것이다.

예측이 익숙해지면 동지들은 점점 더 훌륭한 판단력을 가지게 될 것이다. 매사를 만족할 수 있는 결말을 맺게 되어, 마침내 지혜로운 사람이란 칭송을 듣게 된다. 모든 사람들이 '예'하는 순간에 동지는 당당하게 '아니오' 할 수 있을 것이다. 다른 사람들이 욕구나 양심에 따라 옳으니 그르니 따질 때 동지는 결과를 예측하여 해야 할 일과 포기할 일을 결정할 수 있다. 그리하여 고정관념의 덫에 걸리지 않고 항상 좋은 결과를 맞을 수가 있을 것이다.

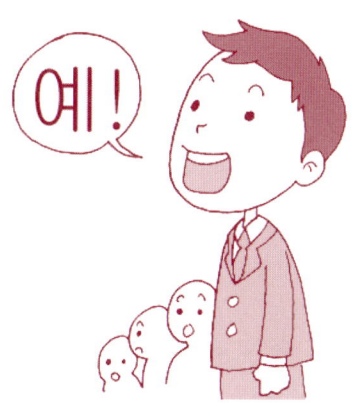

6. 최선을 추구하라. - 행복을 더욱 크게 한다.

좋은 결과란 '보다 많은 사람이 보다 많은 행복을 보다 오랫동안 누리는 결과'다. 이것이야말로 우리가 추구할 수 있는 가장 최선의 결과다.

나의 이익을 우선으로 하고 남의 이익을 침해하면 언젠가 보복을 받게 되므로 최선이 아니다. 반대로 남의 이익을 우선하고 나를 지나치게 희생하면 나 안의 다른 욕구나 가족들이 행복할 수 없다.

세상을 넓게 보면 나와 보다 많은 사람이 함께 행복해 질 수 있는 방법이 보인다. 긴 시간 속에서 세상의 변화를 관망하면 이익이 충돌하던 나와 많은 사람이 함께 만족할 수 있는 방법이 나타나게 마련이다. 동시에 두 마리 토끼를 쫓을 수 없지만, 한 마리 먼저 잡고 다른 한 마리 나중에 잡는 것은 가능하다. 마음을 크게 가지고 최선을 추구하라. 이것이 스트레스를 완벽하게 해결하는 방법이다.

7. 자신을 바꾼다. - 이대로 살면 안 돼!

생긴 대로 살지 않겠다고 맹세하라. 생긴 대로 살면 원죄(原罪)와 무명(無明) 때문에 번뇌 망상의 고통에서 벗어날 길이 없다. 자신을 갈고 닦아 변화시킴으로서 비로소 행복하고 건강한 인생을 맞는다.

"자신을 이기는 자가 가장 위대하다." 습관처럼 지속되는 과거의 나를 이겨내는 사람만이 인생의 참 맛을 느낄 수 있는 자격이 있다. 이상적 성격을 잘 이해하고, 그러한 성격이 되도록 늘 노력해야 한다. 좋은 성격이 인생의 전부다. 좋은 성격만 갖추면 마음의 행복은 물론, 건강과 물질도 풍요롭게 만끽할 수 있다.

홧병 동지들은 지금까지 자신도 모르는 새 부정적 자기암시에 걸려 있을 수 있다. 이제부터 긍정적 암시로 바꾸어 보자. "할 수 있다." "51%만 채워지면 만족이다." "두려워하지 않는다." "인생은 내 뜻대로 된다." "실패로부터 배우면 언젠가 성공한다." 늘 외우면서 습관이 된 부정적 암시가 머릿속에 자리를 잡지 못하도록 노력한다.

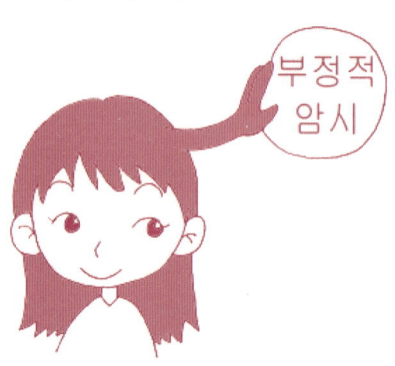

8. 몸을 바로잡자. - 건강한 신체에 건전한 정신

심신은 밀접한 영향을 주고받아서, 신체가 약하면 마음도 약해지고, 마음이 문제가 있으면 신체에 병이 생긴다. 따라서 예전부터 성명쌍수(性命雙修) 혹은 내외겸수(內外兼修)라는 말이 있게 되었다.

마음을 잘 다스리면서 몸을 반듯하게 한다. 척추를 바로 세우고, 전신의 긴장을 풀고, 아랫배로 숨을 쉬도록 하자. "진인(眞人)은 발뒤꿈치로 숨을 쉰다." 생각을 적게 하여 머리를 가볍게 하고, 부지런히 움직여 다리를 강하게 하자. 상허하실하면 홧병은 생기지 않는다.

9. 자연에 귀의하자. - 최고의 지혜

자연(自然)에 귀의(歸依)하는 법을 배워야 한다. 자연이란 절로 그런 것이니, 절로 일어나는 일은 일어나야 하는 법이다. 우리 심신 또한 자연의 일부라서 절로 일어나는 일이 있는데, 이것을 막으려 하거나 고치려 하면 병이 될 뿐이다.

스트레스를 받고, 스트레스 증상이 생기는 것도 자연(自然)이다. 이것을 막으려하거나 없애려 하지 말자. 마치 물이 흘러가고 바람이 불어가는 것처럼 자신의 홧병을 놓아버릴 수 있어야 한다. 가만히 놓아두면 바람처럼 물결처럼 지나가 버릴 일이, 집착하고 걱정하면 되려 없어지지 않고 우리를 괴롭힌다.

두려워하지 말고 그냥 놓아두어야 한다.

10. 생각을 멈추자. - 니르바나에 도달

이 모든 것을 행한 뒤에 마지막으로 할 일이 생각을 멈추는 일이다. 생각을 멈추기만 하면 지금 동지들을 괴롭히는 모든 고통이 순식간에 소멸된다.

  생각이란 자아가 욕구좌절을 해결하기 위해 활동하는 것이므로, 생각은 곧 스트레스 상태에 있다는 뜻이다. 따라서 생각 중에 있으면 스트레스 - 홧병 증상에서 벗어나지 못한다. 잠이 안 오든, 머리가 아프든, 혈압이 높고 당이 올라가든 생각만 멈추면 모든 것이 정상으로 돌아온다.

  생각은 욕구 때문에 생긴다. 만일 욕구만 정지시킬 수 있다면 생각은 기름 떨어진 화로처럼 곧 꺼져 버릴 것이다. 생각이 멈춘 상태 - 불꽃이 꺼진 상태가 곧 니르바나다. 아무 것도 원하지 말고, 아무 것도 바라지 말라. 그러면 곧 생각이 멈출 것이다.

  적어도 하루 한 시간은 니르바나를 즐겨라. 그러면 홧병은 곧 남의 일이 될 것이다.

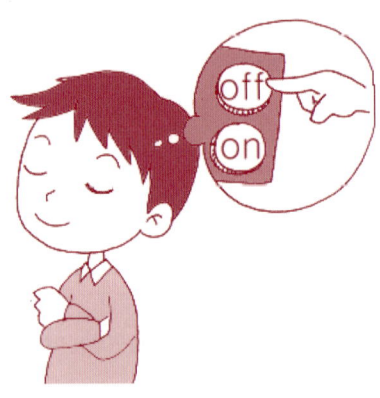

9장.
선화91칙(禪話91則)

〈선화91칙〉은 일본 선가(禪家)에서 내려오는 이야기 아흔한 개를 모아 엮은 책이다. 중국의 선화(禪話)에 비해 비교적 쉬운 내용으로 되어 있어 선(禪)에 대해 잘 모르는 사람도 재밌게 읽을 수 있지만, 이야기 하나 하나가 담은 뜻은 결코 가볍지 않다.

개인적으로 선(禪)은 인류가 발견한 가장 훌륭한 스트레스 해소법이라고 생각하고 있다. 〈홧병 해결〉에서 주장한 모든 스트레스 해소법은 선(禪)에서 배운 바가 적지 않다. "생각을 넓게 보고, 긴 시간 속에서 인과를 살펴보기" "주관으로 가치관을 바꾸어 보기" "옳고 그른 걸 따지지 않기" "인생의 가장 중요한 것을 직시하기" 등등.

〈선화91칙〉의 이야기 속에는 항상 〈홧병 해결〉의 여러 내용들이 녹아들어 있다. 그러므로 홧병 동지들은 〈선화91칙〉을 읽으면서 그 이야기가 〈홧병 해결〉의 어느 부분과 상통하는지 상기해 보는 것도 좋은 일이 될 것이다. 단순한 우스개 같은 23칙의 "불법으로 싸우기"에서도 〈홧병 해결〉의 주관과 객관 문제를 떠 올리면 좋다.

물론 선(禪)이니 홧병이니 그런 거 생각지 않고 읽어도 좋은 게 〈선화91칙〉이다. 그냥 재미있고 뭔가 시원한 느낌만 받아도 충분하니까. 마음이 답답할 때 한 이야기씩 읽어가는 것도 좋다. 이야기를 읽으면서 〈홧병 해결〉

을 처음부터 읽어주면 더할 나위 없겠고!

〈선화91칙〉은 일본에서 지어진 책이지만, 립스라는 미국인이 〈무문관〉 〈십우도〉와 함께 〈the story of chan〉이라고 엮은 것을 중국 북방문예출판사가 〈선의 이야기(禪的故事)〉라는 책으로 다시 한역(漢譯)하여 발간한 게 우연히 손에 들어와 이를 텍스트로 번역하였다. 일부 미숙한 번역을 용서 바라며 동지들의 홧병 해결을 기원한다.

1. 한 잔의 차

남은(南隱)은 일본 명치시대(1868-1912)의 한 분 선사(禪師)이시다. 한번은 한 대학교수가 찾아와 선(禪)이 무엇인지 물었다. 남은은 다만 차를 내어 대접할 뿐이었다.

남은이 손님의 찻잔에 차를 따르는데, 찻잔이 가득 차 흘러넘치는데도 계속 차를 따랐다. 교수는 찻물이 자꾸 흘러넘치자 놀라 눈을 휘둥그레 뜨고, 마침내 "찻잔이 가득 찼으니 더 따르지 마십시오."하고 말하였다.

"네가 바로 이 찻잔과 같네." 남은이 대답하였다. "내면에 가득 자신의 주관을 채우고 있으니 더 들어갈 데가 없어. 너는 우선 자신의 찻잔을 비워버린 뒤 나에게 선을 물어야 할 것이 아닌가?"

2. 그래요?

백은(白隱)은 줄곧 이웃들로부터 순결한 성자와 같이 생활한다고 칭송을 받아왔다.

한 부부가 백은이 사는 부근에 식품점을 하고 있었는데, 그들에게는 어여쁜 딸이 하나 있었다. 어느 날 부부는 딸의 배가 이유도 없이 불러지는 걸 발견하였다. 부부는 크게 놀라고 화가 나서 애비가 누군지 다그쳐 물었다. 딸이 처음엔 말 안 하려 했으나 핍박이 거듭되자 마침내 '백은' 두 글자를 입 밖에 내고 말았다.

　부부는 화가 나서 백은에게 달려가 소란을 피우고 욕하였다. 하지만 이 대사(大師)는 다만 "그래요?"하고 대답할 뿐이었다.

　아이가 태어나자 백은에게 보내졌다. 이렇게 되어 명예는 땅에 떨어졌으나 백은은 마음에 두지 않았다. 다만 이웃을 돌아다니며 아이에게 필요한 우유와 기타 용품을 얻어다 세심히 정성을 다해 보살폈다.

　일이 일어난 뒤 일 년여 후에 아이 어머니는 마침내 아버지가 어시장의 한 청년이란 걸 부모에게 털어놓았다. 그의 부모는 즉각 백은에게 달려와 사죄하고 아이를 데리고 돌아갔다. 백은은 이 때 다만 한마디만 하였다고 한다. "그래요?"

3. 복　종

　반규(盤珪)대사가 설법을 하면, 선을 배우는 사람만이 아니라, 다른 사람들 혹은 기타 종파의 사람까지 찾아와 경청하였다. 그의 설법은 경전에 구애받지 않을 뿐 아니라, 비생산적 공론에 빠지는 일도 없었다. - 그의 말은 마음속에서 직접 솟아 나와 듣는 자의 마음속으로 곧장 들어갔다.

　그의 청중은 점점 많아졌다. 이 사실이 일련종(日蓮宗 : 일본 유력 불교 종파)의 한 법사를 분노케 했다. 원래 그의 제자였던 사람들이 모두 반규 아래로 몰려갔기 때문이었다. 이 사람은 자존심이 강한 사람으로, 자신의 도가 반규한테 밀지지 않는다고 생각하여 반규를 찾아가 자웅을 겨뤄보리라고 생각하였다.

　"어이, 선사(禪師)!" 그가 반규를 보자 소리쳤다. "잠시 뒤에 너를 존경하는 사람들이 모여들어 네 말을 믿고 따를 테지만, 나는 너를 따르지 않을 것이다. 너는 능히 나를 복종시킬 수 있느냐?"

"내 옆으로 와라. 그러면 한 번 해보겠다." 반규가 대답하였다.

법사가 오만한 자세로 사람들을 헤치고 앞으로 나갔다.

"내 왼쪽으로 오게" 반규가 미소를 지으며 말했다. 법사가 그의 왼쪽으로 걸어갔다.

"아니 아니, 오른 쪽으로 오게. 그러면 우리가 좀 더 잘 이야기 할 수 있겠네. 이쪽으로 오게"

법사가 여전히 뻣뻣하게 오른쪽을 향해 걸어갔다.

"어떤가?" 반규가 말하길 "이미 이렇게 복종했으니 자네가 나를 아주 잘 따르는 사람으로 여겨도 되지 않겠나. 그럼 이제 앉아서 설법을 듣게나!"

4. 사랑을 공개해 봐!

이십 여명의 남자 승려와 혜춘(慧春)이라는 한명의 여승이 한 선사 밑에서 선을 배우고 있었다.

혜춘은 대단히 아름다워서 비록 머리를 깎고 소박한 옷을 입었지만 여전히 자색이 뛰어났다. 몇 명의 남승이 마음속으로 그를 사모해서 마침내 한 승려가 편지를 보내 은밀히 만나줄 것을 요구했다.

다음 날, 선사가 설법을 끝낼 무렵 혜춘이 일어나 편지를 보낸 승려를 마주보고 말했다. "만일 네가 편지에 쓴 것처럼 사랑한다면, 지금 여기서 나를 안아 봐!"

5. 자애(慈愛)가 부족해

중국의 어느 옛날 한 노파가 암자를 짓고 유망한 승려를 불러다 지내게 하였다. 노파는 늘 이팔의 예쁜 처녀로 하여금 음식과 의복을 보내고 가져오게 하였다. 마침내 노파는 승려의 공부정도가 얼마나 되는지 시험해 보기로 작정하였다.

노파는 시중들던 처녀로 하여금 승려를 끌어안은 뒤 "이럴 때는 기분이 어때요?"하고 물어 보게 하였다. 처녀가 그대로 따라하자 승려는 시게(詩偈)를 써서 대답하길, "고목(枯木)이 찬 바위를 의지하고 섰으니, 삼동(三冬)처럼 난기(暖氣)가 없도다!"하였다.

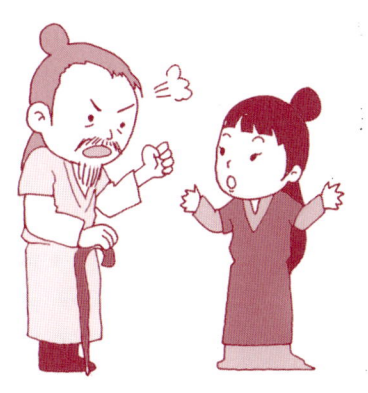

처녀가 돌아와 이런 일을 알리자, 노파는 듣고 화를 내며 말했다. "생각해 보니, 내가 이십여 년 세월동안 헛되이 봉양했구나! 그 중은 네가 관심을 가져달라고 해도 무심하고, 사정을 알아 달라고 해도 몰라주는 것이다. 그가 비록 열정(熱情)을 표시할 필요는 없다 해도, 적어도 관심은 가져야 하는 것 아닌가!"(이 이야기의 출전인 〈지월록(指月錄)〉에는 단지 "내가 이십여 년 속물을 공양했구나!"라고 되어 있다.)

노파는 승려를 쫓아내고 암자를 불태워 버렸다.

6. 임종(臨終)을 통지하다.

탄산(坦山)이 임종할 때 60장의 명함엽서를 시자승을 시켜 부치게 한 후 편안한 모습으로 떠났다.

그 60장의 명함엽서에 쓰인 글은 "못난 놈에게 임종이 닥쳐 통지합니다. 7월 27일 탄산"이다.

7. 대파선생

메이지 초기에 유명한 씨름선수로 대파(大波)란 사람이 있었다.

대파는 체격이 우람했을 뿐 아니라 씨름기술도 뛰어났다. 훈련할 때는 스승도 그의 적수가 되지 못하였다. 하지만 관중이 운집한 공개시합 때는 씨름계에 생소한 그의 제자한테도 지기 일쑤였다.

대파는 스승을 찾아 가르침을 받아야겠다고 느끼고, 마침 유랑 중에 인근 절에서 쉬고 있는 백은선사를 찾아가 머리를 조아리고 가르침을 청했다.

"네 이름이 대파[3]렸다." 백은이 입을 떼었다. "그럼, 오늘 저녁 이 절에서 밤을 보내거라. 밤 동안 너는 겁쟁이 씨름선수가 아니라 자신이 거대한 파도라고 상상해야 한다. 그리하여 모든 걸 쓸어버리는 거대한 파도, 모든 걸 집어삼키는 광대한 파도처럼 느껴야 한다. 이렇게만 할 수 있으면 전국을 통틀어 가상 위대한 씨름 선수가 될 것이다."

선사는 쉬러가고 대파는 앉아서 자신이 거대한 파도라고 상상하기 시작했다. 처음에는 잡념이 어지럽고 허다한 사물이 나타났으나 오래지 않아 점차 파도가 마음 속에 일어났다. 밤이 깊어갈수록 파도는 점점 더 커졌다. 마치 꽃잎처럼 말려 올라가더니 불당 안의 부처상도 집어삼켜 버렸다. 날이 밝을 때쯤엔 다만 솟구쳐 오르는 바다처럼 거대한 파도만이 있고 절도 보이지 않았다.

다음 날 선사가 절에 나왔다가 대파가 여전히 앉아있는 것을 보고, 웃으면서 어깨를 두드리며 말했다. "이제는 무엇도 너를 걱정하지 못하게 할 것이다. 너는 일체의 두려움을 쓸어버릴 수 있다."

이날 대파는 씨름시합에 참가해 크게 승리하고 돌아왔다. 이후로 전국을 통틀어 누구도 그를 패배시킬 수 없었다.

---

3) 큰 물결

8. 달은 못 훔쳐 간다.

양관(良寬)선사가 산 아래 조그만 초가집에 살적에 살림살이가 아주 간편했다. 하루저녁, 좀도둑이 그의 초가집에 왕림하셨는데, 훔쳐 갈만한 물건을 아무 것도 찾지 못했다.

양관이 출타했다 돌아오는 길에 좀도둑과 마주쳤다. "너는 아마도 먼 길을 왔을 터인데, 빈손으로 돌아가서야 되겠나. 내가 입은 옷이라도 가져가게"

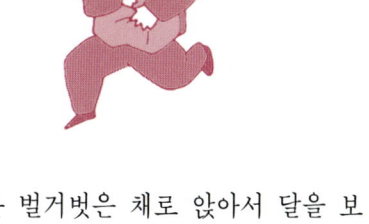

좀도둑은 어찌 말할 바를 몰라 우물쭈물하다가 옷을 손에 들고 사라졌다. 양관은 벌거벗은 채로 앉아서 달을 보았다. "불쌍한 녀석, 저 아름다운 달을 네게 줄 수 없는 게 안타깝구나!"

9. 춘계(春薊) 이야기

춘계는 주학(珠鶴)이라고도 불렸는데, 아주 아름다웠다. 그녀는 나이가 어렸을 때 집안의 강요로 결혼을 했다가, 대학에 들어가 철학을 배울 때 남편이 죽어서 미망인이 되었다.

춘계는 사랑스러웠을 뿐 아니라 그 자신도 곧잘 사랑에 빠지기도 해서 대학시절 연애를 하였다. 하지만 철학에 실망한 뒤로 절에 들어가 선을 배웠다. 선을 배우는 사람들도 그녀를 사랑하게 되었다.

나중에 경도(京都)에 도착했을 때는 한 열렬한 선의 예찬자가 되었다. 그녀가 건인(建仁) 본원에 있을 때 그녀의 동료들은 그녀의 경건하고 성실한 참선태도를 찬양하고, 그녀의 참선을 여러모로 도와주었다.

건인사의 묵뢰(默雷) 방장은 대단히 엄격한 사람이었다. 그 자신 엄격히 계율을 지켰을 뿐 아니라 다른 승려들도 법을 지키듯 규율을 지키길 희망했다. 현대 일본의 승려들은 불교에 대한 열정이 식었는데, 그것은 승려가 부인을 들여놓는 부분에서 드러났다. 묵뢰는 자주 건인사 산하의 여러 절을 다니며 승려의 부인들을 쫓아냈지만, 그가 열심히 쫓을수록 부인들은 점점 더 많아지는 것 같았다.

건인사의 주지 역시 부인이 있었다. 그런데 이 여인이 춘계의 미모와 성실한 참선태도를 질투하기 시작했다. 그리하여 몰래 소문을 내길, 춘계가 모모 남자 승려랑 뭐 뭐했다는 것이다. 이런 이야기가 돌자 건인사는 소문의 주인공인 춘계와 남자를 쫓아 내 버렸다.

"난 아마 사랑의 뜻을 오해하고 있었는가 보다." 춘계는 생각했다. "다만 내 친구가 불공평한 대우를 받았으니, 주지의 부인도 절에 있어선 안 된다." 그날 밤 춘계는 절에 불을 질렀다. 오백년의 유구한 역사를 가진 절은 다음 날 한 무더기 재로 변해 버렸다. 춘계는 곧 경찰에 체포되었다.

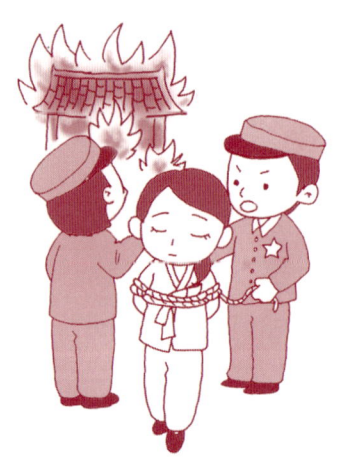

한 젊은 변호사가 춘계에게 관심을 갖고 감형을 위해 노력했다. "날 도울 필요 없습니다." 춘계가 변호사에게 말했다. "내가 한 일이 나를 감옥에 가두게 한 것일 뿐입니다."

그녀는 7년의 형기를 마치고 감옥에서 나왔다. 이때도 환갑이 다 된 감옥 소장이 그녀를 좋아해 따라다녔다.

그러나 모두들 그녀를 "범죄자"로 낙인찍고 아무도 그녀를 알은 체 하지 않았다. 도를 이루었다는 선사들조차 그녀를 피했다. 춘계는 선과, 선을 배우는 사람(교리와 종교인)은 별개라는 것을 절실히 느꼈다. 그녀의 친척조차 그녀를 꺼렸다. 그녀는 병들고, 가난했으며 허약했다.

그녀는 우연히 한 밀종 승려를 만나 부처이름을 부르는 방법을 배웠다. 그녀는 이 일로 조금 위안을 얻었다. 마침내 그녀는 세상을 떠났다. 이때도 아직 30이 되지 않았을 나이였다.

그녀는 생활을 도모하기 위해 한번은 여류작가에게 자신의 삶과 생각을 구술한 적이 있다. 그것이 사람들의 손에 들어가자 살았을 때 그녀를 배척하고 증오하고, 중상하던 사람들도 모두 (아까운 사람을 잃었다고) 회한의 눈물을 흘리지 않을 수 없었다.

10. 유쾌한 중국인

보통 미국의 차이나타운을 걷다보면 대개는 비슷한 모양의 조각상(彫刻像)을 만나게 된다. 이 조각상은 자루를 가지고 있는 똥보의 모습을 하고 있다. 화상(華商)들은 그를 '유쾌한 중국인' 혹은 '소소불(笑笑佛)'이라 하지만 불교에서는 포대화상[4]이라 부른다.

이 포대화상은 당나라 때 사람이다. 그는 선사라 불려지는 걸 싫어했을 뿐 아니라, 무리를 모아 설법하는 일도 뜻이 없었다. 그는 다만 포대 하나를 들고 거리를 어슬렁거리다가 과자나 과일, 밀가루 빵 등을 얻으면 포대에 넣었다. 그리곤 아이들이 모여 노는 곳에 가서 그것들을 나누어주었다. 그는 일종의 거리 아동낙원을 만들었던 셈이다.

동료(선사들)를 만나면 그는 항상 손을 내밀고 "일 전(錢)만 주게"하였고, 사람들이 절에 돌아가 강론할 것을 청하면 그는 다만 손을 내밀고 "일 전만 주게"하였다.

---

4) 중국에 있을 때 시장에서 이 조각상을 발견하고 그곳사람한테 이름이 뭐냐고 물으니 '따뚜즈(大肚子)' 혹은 다푸(大腹 : 둘 다 배불뚝이라는 뜻)'라고 합디다. 그게 포대화상이란 건 나중에 알았습니다.

한번은 그가 한참 아이들과 놀고 있을 때 한 선사가 그를 보고 물었다. "선(禪)이 뭡니까?" 그러자 즉시 포대를 내던지고 팔짱을 끼고 섰다. 이에 또 "이것이 무슨 뜻입니까? 더 자세하게 말해 주실 수 없습니까?"하고 물으니 그 유쾌한 중국인은 포대를 둘러매고 횡하니 가버렸다.

11. 한 부처

명치시대의 동경에 성질이 상반되는 두 사람의 유명한 승려가 있었다. 하나는 진언종(일본 불교종파)의 승려인 운승(云升)으로 불계를 엄격히 지켜 조금치의 위반도 하지 않는 사람이었다. 음주는 물론이고 아침 12시전에는 먹을 것을 입에 대지 않았다. 다른 하나는 선종의 탄산(6번 임종통지에 나온 승려입니다.)으로 제국대학의 철학교수이지만, 계율이나 규칙은 저리가라이고, 먹고 싶으면 먹고 자고 싶으면 자는데 아침저녁을 가리지 않는 사람이었다.

하루는 운승이 탄산을 찾아왔다. 탄산은 마침 술을 마시고 있었다. 불교도라면 마땅히 한 방울 술이라도 입에 대지 말아야 하는 것 아닌가.

"이보게 형씨" 탄산이 운승을 올려다보고 말했다. "올라와 한잔하게"

"나는 여직 술을 먹어본 적 없어!" 운승이 엄숙한 모습으로 소리쳤다.

"술도 안 먹는다니 사람이 아니군." 탄산이 말하자 운승이 화가 나 소리쳤다. "네놈은 내가 독약에 빠져 있지 않다고 나를 사람이 아니라 욕하는 거냐! 내가 사람이 아니라면 뭐냐!"

탄산이 대답했다. "부처님이라는 거지."

12. 진흙길에서

한 번은 탄산이 한 승려와 진흙길을 가고 있었다. 이때는 장마철이라 하늘에서 계속 큰비가 내렸다.

그들 둘은 한 길 모퉁이에서 비단으로 만든 화려한 옷을 입었기 때문에 진흙길을 건너지 못하고 머뭇거리고 있는 한 아름다운 아가씨를 만났다. 탄산은 이를 보자 그녀를 번쩍 안아다 건너편에 내려다 놓았다.

탄산과 함께 가던 승려는 줄곧 속으로 언짢아 하다가 날이 저물어 숙소에 들은 후에 더 이상 참지 못하고 말하였다. "우리들 출가한 승려들은 여색, 특히 젊은 여인네는 가까이 하면 안 되는데, 너는 왜 그런 짓을 했는가?"

"뭐, 무슨 여인?" 탄산이 어리둥절하다가 답했다. "나는 이미 그녀를 내려 논지 오래되는 데 넌 아직도 안고 있는가?"

13. 송운과 그의 어머니

송운(松云)은 조동종[5]의 한분 선사(禪師)이시다. 부친이 학생시절 돌아가셨기 때문에 노모(老母)의 손에 자랐다.

송운은 선당(禪堂)을 찾아 좌선을 할 때도 늘 모친과 함께 다녔다. 어머니가 함께 있었기 때문에 선원(禪院)에 묵을 때도 다른 승려들과 함께 지낼 수 없었다. 이 때문에 어느 한 절에 다다르면 절 옆에 오두막집을 짓고 어머니를 모셔야 했다. 그는 틈틈이 경전을 베껴 팔아 생활비를 벌었다.

그가 어머니를 위해 생선을 살 때면 사람들이 "중이 비린 것을 먹네."하고 비웃었지만 송운은 개의치 않았다. 거꾸로 어머니가 아들이 비웃음 받는 것을 보고 늘 괴로워했다. 마침내 어머니는 "나도 비구니가 될란다. 여승이 되면 소채만 먹어도 되는 것 아니냐"하고 승이 되었다. 이때부터 어머니와 아들은 함께 부처를 배웠다.

송운은 음악을 좋아했는데, 수금(竪琴)을 잘 탔고 어머니 역시 이를 연

---

5) 조계종과 같은 불교 종파중의 하나입니다.

주할 줄 알았다. 달 밝은 밤이면 모자가 함께 금을 타곤 했다.

하루는 한 젊은 아가씨가 지나다 그들의 연주소리를 듣고 훗날 자신들이 있는 곳으로 와서 연주해 달라 요청했다. 송운이 약속을 한 대로 그녀가 있는 곳에 가 연주를 하니 사람들이 모두 비웃었다. 그 아가씨가 기녀(妓女)였기 때문이다.

어느 날 송운이 먼 지방에 오랫동안 설법을 하러 다녀오니 어머니가 세상을 떴다. 친구들이 송운에게 연락을 못해 장례를 치르지 못하고 있었다.

송운은 관 앞에 다가가 지팡이로 관목을 두드리며 "어머니, 제가 돌아왔습니다."하고 말했다. 그리곤 "그래, 네가 돌아오니 참 기쁘구나."하며 스스로 모친의 흉내를 내어 대답했다. "그럼요, 기쁩니다." 송운이 혼자 대답까지 한 후 "상례가 끝났으니 장사 지내라."고 사람들에게 말했다.

송운이 말년에 임종이 다가옴을 느끼자 아침에 제자들을 소집하곤, 점심 때 작별을 하겠다고 선포했다. 그는 어머니와 선배 스님들의 영정이 있는 곳에 분향하고 절한 뒤 시 한 수를 남겼다.

人間逆旅, 五十六年. 雨過天淸, 一輪圓月.

(사람으로 살아온 게 오십육 년이다. 비 그쳐 하늘 맑으니 둥근 달이 떴도다.)

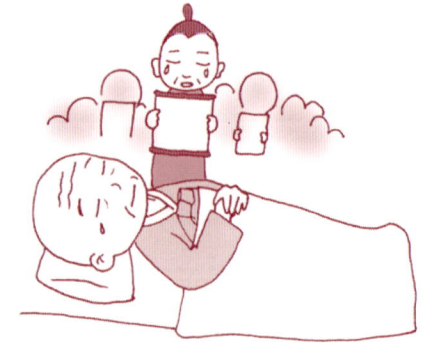

문인(門人)들이 모여들어 독송하는 중에 그는 평안히 눈을 감았다.

14. 멀지 않았다.

한 나이 어린 대학생이 아산(峨山)스님을 만나서 물었다. "스님은 기독교의 성경을 읽어보았습니까?" "없는데, 내게 그걸 읽어주겠나?"

학생이 성경을 펼치고 마태복음의 몇 구절을 읽었다. "무엇을 입을까 걱정하지 말라. 들에 핀 백합화를 보라. 그는 수고하지 않고 옷을 구하지도 않는다. 너희에게 말하노니 솔로몬의 영화로도 이 백합화만 못하리라…. 그러므로 내일을 걱정하지 말라. 내일 일은 내일 걱정하라…"

아산이 이를 듣고 말했다. "그가 누군지는 몰라도 깨달은 사람이군."

학생이 계속 책을 읽었다. "구하면 얻고, 찾으면 발견하며, 두드리면 열리리라. 누구든 구하면 얻고 찾을 것을 찾으며 두드려 열리라."

아산이 또 말했다. "아주 좋아. 이 사람이 누군지는 몰라도 부처되기가 멀지 않았다."

15. 가르침에 인색하지 않다.

동경에 남전(楠田)이라 부르는 젊은 의사가 있었다. 하루는 우연히 선(禪)을 공부하는 친구를 만나 선이 무엇인지 물어보았다. "선이 무엇인지 말하기가 어려워. 하지만 확실히 말할 수 있는 것은 선을 배우고 난 후에는 죽음을 두려워하지 않는다는 거야." 친구가 말했다.

"그렇다면 나도 한번 배우고 싶은데, 누굴 찾아가 배우는 것이 좋지?" 남전이 친구한테 묻자 "남은(南隱)대사를 찾아가 보게"하고 친구가 권했다.

이에 남전은 남은을 찾아가 뵈었다. 단, 남전은 길이가 구촌은 되는 비수를 가지고 가서 남은대사가 과연 죽음을 두려워하지 않는지 알아보려 했다.

남은은 남전을 보자말자 "아, 여보게 오랜만이군. 요즘은 잘 지내나?"하고 말했다. 이 바람에 남전은 어리둥절해서 "처음 만나는데 어째서 오래

못 만났다 합니까?"하고 물었다. 남은은 "미안, 미안. 내가 자네를 선을 배우는 다른 사람으로 잘 못 보았네"하였다.

남전은 의외의 말에 남은대사를 시험해 보려던 기회를 잃고 그저 몇 마디 가르침을 구한다고 질문을 했다.

남은이 답하길 "선은 배우기에 어렵지 않아. 만약 네가 의사라면 환자를 잘 대해주고 보살펴 주는 것이 선이지."

남전이 세 번 남은을 찾았으나 남은은 항상 "의사가 이런 곳에서 시간을 낭비할 필요가 없다. 빨리 집에가 환자를 돌보거라."할 뿐이었다.

남전은 답답했다. 이렇게 해서 어떻게 죽음에 대한 공포를 없앤단 말인가? 네 번째 남전을 뵐 때 남전은 드디어 가슴속에 있던 말을 토해 놓았다. "내 친구가 어느 날 말하길, 사람이 일단 선을 배우면 다시는 죽음을 두려워하지 않는다고 하여 여기를 찾았습니다. 하지만 매번 여기 올 때마다 스님은 늘 환자를 열심히 돌보라 했는데, 이것이 선이라면 다시는 여기 올 필요가 없겠습니다."

남은이 이 말을 듣고 웃으면서 말했다. "내가 자네를 대한 게 너무 엄격했는가 보이. 그렇다면 우선 공안을 공부해 보게" 그리곤 남전에게 조주무자(趙州無字) 화두를 소개했다. 이것은 "무문관"의 제일칙으로 예부터 깨달음으로 들어가는 주요한 관문이다.

남전이 무자 공안을 일 년여 참구하자 모종의 경계(境界)에 들어갔다는 느낌을 받았다. 다만 남은은 "아직 아니다."라 할 뿐이었다.

남전이 다시 일년 반을 전력을 다해 참구하자 마침내 마음이 맑아졌고 난제가 풀어져 버렸다. 무(無)는 이미 진리가 되었다. 그러므로 그는 환자를 잘 대해주면서 잘 대한다고 생각하지 않으니, 이미 생사의 관념을 벗어나 버렸다.

마지막 남은에게 머리를 조아리니 남은은 다만 미소로 대할 뿐이었다.

16. 우화 하나

석가는 한 경전 중에서 다음과 같은 우화를 남겼다.

한 사람이 황야를 걷다가 호랑이를 만났다. 죽을힘을 다해 도망갔지만 낭떠러지가 길을 막았다. 할 수 없이 덩굴을 붙잡고 낭떠러지에 매달리는 수밖에 없었다. 올려다보니 여전히 호랑이가 으르렁거리고, 내려다보니 낭떠러지 아래에도 다른 호랑이가 입을 벌리고 있다. 이 사람은 다만 덩굴만 꼭 쥐고 덜덜 떨 뿐이다.

그런데 하얀 쥐 한 마리와 검은 쥐 한 마리가 번갈아 덩굴을 갉아먹는다. 이런 경황 중에서도 그 사람의 눈에 먹음직스러운 딸기가 눈에 띄었다. 한 손은 덩굴을 쥔 채로 한 손을 뻗어 딸기를 따먹으니 그 맛이 참으로 달콤하였다.

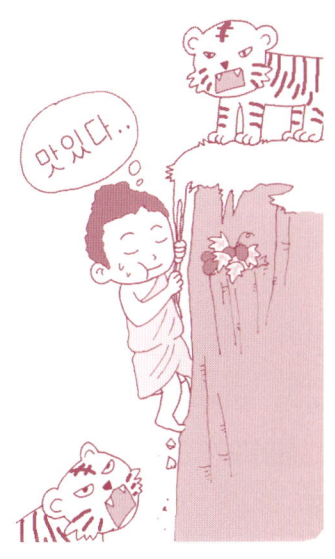

17. 무 애(無 碍)

보통 경도(京都) 황벽사에 가본 사람은 모두 절 문에 붙어있는 '제일의체[6]'란 네 글자를 보았을 것이다. 이것은 서예를 좋아하는 사람이라면 누구나 최고걸작으로 손꼽는 바인데, 200여 년 전 홍천(洪川)대사의 손에 의해 쓰여진 글자다. 홍천이 종이에 쓴 글자를 목수가 확대해서 나무판에 새겼다고 한다.

---

6) 제일의체(第一義諦) : 최고로 올바른 원리, 원칙

홍천이 글자를 쓸 때 제자 한 사람이 먹을 갈아주었다. 그의 재주는 평범했지만 비평만은 남달랐다. 홍천이 글자를 쓰면 그는 "별로 좋지 않습니다."하고 혹평했다. 다시 홍천이 글을 쓰고 어떤가 물으면 "아니, 전번보다도 못합니다."하였다. 홍천은 끈기 있게 84장의 '제일의체'를 썼지만 여전히 제자의 칭찬을 듣지 못했다.

제자가 마침 자리를 뜬 사이에 홍천은 남의 눈길을 의식하지 않고 편안하게 다시 한 번 네 글자를 썼다.

돌아온 제자가 그 글자를 보자 곧 "최곱니다!"라는 찬사를 아끼지 않았다.

18. 어머님의 사랑

진언종의 승려 자운(慈雲)은 덕천시대의 저명한 인도문학가이다. 그가 젊었을 때 사형사제에게 이론 강의하는 것을 즐겼다. 자운의 어머니가 그를 듣고 편지를 보냈다.

"아들아, 나는 네가 진정한 불교도가 되지 못할 것이라 여긴다. 왜냐하면 너는 다른 사람들의 '움직이는 사전'이 되기 원한다고 생각하기 때문이다. 지식과 영예는 끝이 없다. 나는 네가 그런 데 머무르지 말고 심산의 작은 암자를 찾아 모든 시간을 좌선에 투자하여 진정한 깨달음에 도달할 수 있기를 희망한다."

19. 한 손의 소리

건인사의 방장인 묵뢰(默雷)대사 밑에는 12살 된 어린 동양(東陽)이란 제자가 있었다. 그는 사형들이 매일 아침저녁으로 대사의 방장실에 들어가 참선 성과를 열어 보이고, 또 방장이 그들에게 공안을 주며, 이것으로 잡념이 날뛰지 않게 하는 것을 보았다. 동양도 참선을 하고 싶었다.

"너는 너무 어리니 좀 기다려라." 묵뢰가 말했지만, 동양은 자꾸 참해 줄 것을 요구했다. 마침내 대사가 허락했다.

저녁이 되어 참선 때가 되자 동양은 방장실 문 앞에 다다랐다. 문쇠를 두드려 소리를 낸 후, 공손하게 절을 세 번하고 안으로 들어갔다. 그리곤 엄숙한 모습으로 대사의 앞에 앉았다.

묵뢰가 말했다. "너는 양손으로 치는 손뼉 소리를 들을 수 있으렸다." "그렇다면 지금 내게 한 손의 소리를 들려주어라."

동양은 허리를 굽히고 인사를 한 뒤 침실로 돌아와 이 문제를 골똘히 생각했다. 그러다 마침 남사당패가 연주하는 음악소리를 들었다.

다음날 아침 동양은 대사를 찾아가 악기를 연주해 보였다. "아니야, 아니야. 그건 아니야. 그건 한 손의 소리가 아니다. 너는 아직 아무것도 얻지 못했구나." 묵뢰의 대답이다.

동양은 음악 소리에 문제가 있는가 보다 생각하여 조용한 곳을 옮겨가 생각하였다. 무엇이 한 손의 소리인가? 생각하던 중에 물이 떨어지는 소리를 들었다. 다음날 스승을 찾아가 물 떨어지는 소리를 흉내 내었다. "그게 뭔 소리냐?" 묵뢰가 묻자 동양은 "물 떨어지는 소리입니다. 한 손의 소리가 아닙니까?" 물었지만, 묵뢰는 아니라고 하였다.

동양은 한 손의 소리가 무엇인지 열심히 생각해 보았지만, 소득이 없었다. 바람의 소리도, 수리개의 소리도, 매미의 소리도 아니라고 했다. 이렇게 동양은 묵뢰에게 십 여차 찾아가 각종 소리를 제출해 보았지만, 여전히 거절당했다. 그렇다면 뭐가 대체 한 손의 소리란 말인가? 일 년간을 열심히 생각해 보았지만, 답안을 찾아내지 못했다.

마지막에 어린 동양은 마침내 진정한 禪定에 들어가 일체의 소리를 초월할 수 있었다. "나는 너 이상 이것저것 생각하지 않있다." 후에 자신의 깨달음을 설명하면서 말했다. "이로서 나는 소리 없는 소리를 듣게 되었다."

즉 동양은 한 손의 소리를 듣게 된 것이었다.

20. 마음이 불처럼 뜨겁다.

가장 먼저 미국을 여행한 일본 승려 석종(釋宗)은 "내 마음은 불처럼 뜨겁고, 눈(眼)은 재처럼 차다."고 말한 적 있다. 그는 다음과 같은 생활수칙을 세우고 죽을 때까지 지켰다.
1. 아침에 옷 입기 전 향을 피우고 정좌(靜坐)한다.
2. 정해진 시간에 휴식하고 정해진 시간에 식사한다. : 음식은 알맞게 먹고 과식하지 않는다.
3. 혼자 있을 때처럼 손님을 맞고, 손님을 맞을 때처럼 혼자 있는다.
4. 말을 조심하고, 말한 것은 행한다.
5. 기회를 파악하면 가볍게 지나치지 않는다. 다만 매사를 여러 번 생각한 후에 행한다.
6. 이미 지난 일은 후회하지 않고, 이를 통해 장래를 예측한다.
7. 영웅처럼 용감한 마음과 자식처럼 사랑하는 마음을 갖는다.
8. 잠 잘 때는 마치 일어나지 않을 것처럼 잠들고, 깰 때는 헌 신발 버리듯이 침상을 떠난다.

21. 혜춘 이렇게 죽다.

여승 혜춘(慧春)은 나이가 육십이 넘어 세상을 이별할 때에, 승려들에게 절 마당 한가운데 장작더미를 쌓아 놓도록 일렀다. 장작이 다 쌓이자 그 위로 올라가 편안한 모습으로 앉고서는 사방 불을 놓도록 시켰

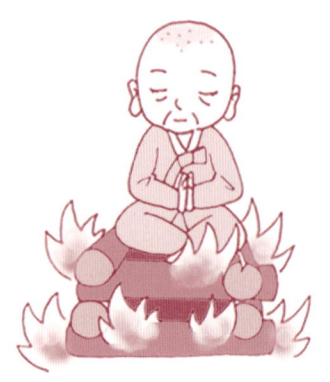

다.

"아... 아, 스님!" 한 승려가 소리쳤다. "그 곳이 뜨겁지 않습니까?"
"너 같은 바보만이 이런 일에 마음을 두리라." 혜춘이 대답했다.
화염이 솟아오르자, 그녀 역시 불로 변해 버렸다.

22. 누굴 위해 독경하나?

한 농부가 천태종의 승려를 모셔서 죽은 아내를 위해 재를 올렸다. 재가 끝난 후 농부가 물었다. "스님은 내 아내가 이번 법사(法事)를 통해 덕을 볼 거라고 생각하십니까?"

"독경하는 건 부인만이 아니라 모든 중생을 다 위해서 하는 것입니다." 라고 법사가 대답했다.

"모든 중생이 다 덕을 본다는 말입니까?" 농부는 말했다. "마누라는 약해빠져서 다른 중생들과 덕을 놓고 다툰다면 필경 자신의 몫을 뺏길 겁니다. 그러니 아내만을 위해서 독경해 주실 수 없습니까."

법사가 친절하게 다시 설명해 주었다. "불교도는 응당 모든 중생을 평등하게 대우하니까, 모든 중생이 다 고른 덕을 보았을 겁니다."

"교의(教義)는 참 좋습니다." 여전히 농부는 걱정이다. "하지만 이번은 예외로 해서, 이웃에 사는 못 된 놈만은 제외시켜 주십시오."

23. 불법(佛法)으로 싸우기

일본에서, 여행하는 승려는 불법에 대한 논리싸움에서 방장의 인정을 받아야만 그곳에 묵을 수 있었다. 아니면 쫓겨나가 다른 묵을 곳을 찾아볼 수밖에 없었고.

일본 북부의 어느 절에, 같은 스승을 모신 사형제가 함께 있었는데, 사형은 박학다식해서 방장을 맡고 있었고, 사제는 우둔한데다 눈마저 한쪽이 실명되어 사형을 돕고 있었다.

하루는 한 여행하는 승려가 찾아와 묵기를 청했다. 당연히 상승(上乘)의 의리(義理)를 둔 한바탕의 법전(法戰)이 벌어질 판이었다. 이날 마침 사형은 낮에 독경을 많이 해서 피로했으므로 사제를 시켜 객승을 응대하도록 하였다. 단 사제의 미숙함을 의식한 사형은 말을 하지 않아도 되는 '무언대답'을 하도록 시켰다.

이에 사제는 객승과 법당에 마주하여 좌정하고 법전을 시작하였다.

오래지 않아, 객승이 일어나더니 방장실로 찾아와 말했다. "대사의 사제는 과연 법장(法將)이십니다. 학인(學人)이 졌으므로 물러가겠습니다."하였다.

방장이 의아해서 "어떻게 졌는지 말해 보시오."하고 물었다.

"우선, 제가 손가락 하나를 세워 보여 대각세존(大覺世尊)은 유일함을 표현했더니, 그가 양 손가락을 펴 보이며 불(佛) 법(法) 양자가 일체(一體)의 양면이며, 둘이면서 곧 하나임을 표현했습니다. 다음에 제가 손가락 세 개를 세워, 불법승(佛法僧) 삼보(三寶)가 화합하여 함께 있어야 하고 하나라도 빠져서는 안 됨을 표현했더니, 그는 제 면전에 주먹을 쥐고 흔들어 삼자가 다 한 깨달음에서 비롯됨을 표시했습니다. 이에 제가 대답할 길이 막연하여 졌음을 인정하고 물러갈까 합니다." 객승의 보고다.

객승이 물러간 후 사제가 방장실에 들어오자 사형이 축하했다. "방금 그 까까중이 도망가는 모습이란! 참 잘했다."

"뭐 이겼다고 할 수도 없는데요. 나는 그 녀석을 한 번 때려주고 싶었을 뿐이었습니다."

"무슨 말이냐! 경과를 말해봐라."

"흥!" 사제가 성이 나서 말했다. "그가 나를 보더니 눈 한 짝이 안 보이는 걸 비꼬며 손가락 하나를 세우는 게 아니겠소! 나는 그래도 그가 손님이라 예모를 차려서 당신은 눈이 두 개라 좋겠소, 하고 손가락 두 개를 세웠지요. 그랬더니 그 무례한 중놈이 손가락 세 개를 세워, 둘이 합해도 눈이 세 개라고 하지 않겠습니까? 이런데도 화가 나지 않으면 인간이 아닙니다. 당장 내가 주먹을 쥐고 한 대 때려주겠다고 했더니, 곧 그 놈이 허둥지둥 도망가 버리고 말았습니다."

24. 진실한 말소리

　반규(盤珪)대사가 원적(圓寂)한 후 대사의 이웃이었던 한 맹인(盲人)이 친구한테 말했다. "나는 다른 사람들의 얼굴을 볼 수 없어서 다만 목소리를 듣고 사람들의 성격을 판단한다. 보통, 어떤 사람이 성공하거나 행복한 사람에 대해 던지는 축복의 말속에 부러워하거나 시기하는 기미가 목소리 속에 섞여 있음을 느끼고, 실패하거나 불행한 사람에게 던지는 위로의 말 속에는 득의하거나 만족하는 기미를 느낄 수 있다."
　"다만, 내가 들은 모든 사람들의 목소리 중에서 반규대사의 목소리만은 끝까지 진실하고 거짓이 조금도 없었다. 그가 다른 사람에게 위로의 말을 건넬 때는 다만 위로의 목소리만이 있었고, 다른 사람을 칭찬하는 말을 할 때는 다만 감탄하는 목소리만이 있었다."

25. 집안에 보물을 두고…

　대주혜해(大珠慧海)선사가 처음 마조(馬祖)를 만났을 때다.
　마조가 물었다. "어데서 왔는고?"
　혜해가 대답한다. "월주(越州) 대운사에서 옵니다."
　"여긴 무슨 일이 있어 왔는고?"
　"불법을 구하러 왔습니다."

"이곳엔 아무것도 없는데 무슨 불법을 구하겠느냐? 네 집에 보물이 있는데, 어찌 집을 버리고 이리저리 헤매는고?"

"저희 집에 무슨 보물이 있다고 그러십니까?"

"나한테 묻고 서 있는 자가 바로 네 집의 보물이다. 일체가 다 갖추어져 있고, 모자란 건 하나도 없다. 자유자재로 사용하면 그만이지 더 이상 밖에서 뭘 구할 필요가 없다."

혜해는 이에 곧 본심(本心)을 깨달았다. 그는 깨친 후 늘 친구에게 말하길, "네 자신의 보물창고를 열어 마음껏 써라."고 했다.

26. 물이 없으니 달도 없다.

천대능(千代能) 여승은 원각불광(圓覺佛光) 대사 밑에서 선을 배웠지만 오랜 시간이 가도 깨닫지 못했다.

한 달 밝은 밤에 천대는 우물에 물을 뜨러 갔다. 물을 떠올리는 중에 물통이 낡은 탓으로 물통 밑이 빠져 버렸다. 이 때 홀연 대자재(大自在)를 얻어 시(오도송)를 남겼다.

낡은 물통을 쥐고 있는데, 홀연 밑이 빠져 버렸다.
통 안에 물이 없으니, 물 안의 달도 없구나!
扶持舊桶, 桶底忽脫.
桶裏無水, 水中無月.

27. 관직은 상관없다.

계충(契沖)은 명치시대 스님이다. 그는 경도(京都) 대복사를 여러 해 관장한 적이 있다. 하루는 경도 총독(總督)이 절에 와서 "경도총독 북원(北

垣)"이라는 글이 적힌 명함을 보내 만나 줄 것을 요청했다.

"난 이 친구와 만날 일이 없다." 계충이 시자에게 말했다. "그를 돌려보내라."

시자가 명함을 가지고 돌아와 죄송하다고 하자 북원이 말했다. "그건 내 잘못입니다." 그리곤 명함에서 경도총독이란 네 글자를 지우고 다시 시자에게 주었다. "번거롭더라도 다시 한 번 부탁 드려주십시오."

"아, 북원이 왔구나!" 계충이 명함을 보고 말했다. "음, 이 친구를 만나봐야겠다."

28. 어느게 좋지 않단 말인가?

유주(幽州)의 반산보적(盤山寶積) 선사가 하루는 장터를 지나다가 우연히 다음과 같은 대화를 들었다.

손님이 정육점 주인에게 말하길 "좋은 것으로 한 근 주쇼!"하니까,

주인이 칼을 내려놓고 팔짱을 끼며 말하길, "형씨, 어느 것이 좋지 않단 말이요?" 하더란다.

29. 시간이 보배

한 고관이 택암(澤庵) 선사에게 어떻게 하면 시간을 잘 보내느냐고 물었다. 그는 좋은 직위를 차지하고 있어서 날만 되면 사무실에서 나가 폼을 재고 앉아있는데, 무척 지루하게 느껴 하루를 일 년같이 보내고 있었다.

택암 선사가 여덟 자를 크게 써서 그에게 주었다.

"이날은 다시 오지 않으니, 촌음(寸陰)을 보배로 여겨라.(此日不復, 寸陰尺寶)".

30. 묵선(默仙)의 한 손

묵선이 단파(丹波)의 한 절에 묵고 있을 때다. 한 신도가 찾아와서 아내가 너무 인색하다고 고통을 호소했다. 그 뒤 묵선이 이 신도의 부인을 찾아가서는, 그녀의 면전에 한 손을 들어 주먹을 쥐어 보였다.

"그게 무슨 뜻입니까?" 부인이 의아해서 물었다.

"가령 이 손이 영원히 이 꼴이라면 이걸 뭐라고 하겠소." 묵선이 물었다.

"기형(畸形)이라 하겠지요."

다음에는 또 손을 펴 보이고 다시 물었다. "가령 이 손이 영원히 이 꼴이라면 뭐라고 하겠소."

"그 역시 기형 아닙니까?"

"이점을 잘 이해하면 좋지요." 묵선의 가르침이다. "이렇게만 하면 당신은 현명한 내조자가 될 겁니다."

이런 후에, 이 부인은 남편을 대하고 아이를 가르치는 데, 뛰어나게 어질고 지혜로웠다. 절약하고 근검했을 뿐더러, 남을 돕고 나눠줄 줄도 잘 알았다.

31. 마지막 지은 미소

묵원(默源)은 평생 엄숙한 태도로 살다가 마지막 인간세상을 떠나기 직전에 이르러 처음이자 마지막 웃음을 보였다. 이때 그는 그를 따르던 신도에게 말하였다. "너희들이 이곳에서 공부한게 벌써 10년이 넘었다. 그동안 공부한 경지를 한번 내게 말해봐라. 들어보고 투철히 깨친 사람이 있으면 의발(衣鉢)을 전하리라."

하지만 모두들 눈을 둥그렇게 뜨고 엄숙한 묵원의 얼굴을 올려다 볼 뿐 감히 대답을 하지 못했다.

연장(延長)은 묵원을 오래 따라 공부한 제자 중의 하나다. 그가 스승의 곁으로 가 약사발을 몇 번 들었다 놓았다. 묵원은 얼굴이 더욱 엄숙해 졌다. "이게 네가 할 수 있는 모두냐?"

연장은 여전히 약사발을 스승에게 내밀었다간 다시 거둬들였다.

묵원의 얼굴에 흐뭇한 미소가 드러났다. "이 못된 놈." 묵원이 연장에게 말했다. "네 놈이 나를 10년 넘게 따라다녔지만, 여직 나의 모든 것을 보진 못했구나. 의발을 네게 주리라."

32. 오직 선만 생각

선(禪)을 배우는 학생은 적어도 선사를 따라 십 년은 공부한 뒤 비로소 세상에 나와 사람을 가르칠 수 있다. 하루는 천왕(天王)선사가 남은(南隱) 선사를 찾았다. 천왕은 막 사람들을 가르치기 시작한 사람이다. 마침 이때는 우기(雨期)라 여러 날 계속 비가 내렸다. 천왕은 나막신을 신고 우산을 쓰고 있었다. 인사가 끝나자 남은이 말했다. "나는 네가 나막신을 문간에 벗어놓은 다음, 우산을 나막신 오른 쪽에 놓을지 왼쪽에 놓을지 알고 싶다."

천왕의 얼굴이 일그러지고 잠시 말이 없었다. 그는 자신이 아직 오직 선만 생각하는 경지에 오르지 못했음을 깨닫고 남은에게 절하여 제자가 되었다. 다시 남은 밑에서 6년을 배운 뒤에 비로소 오직 선만 생각하는 경지에 도달할 수 있었다.

33. 천신이 꽃비를 내리다.

수보리(須菩提) 존자(尊者)는 불타와 함께 앉는 대제자로 해공제일[7]이라

---

7) 해공제일(解空第一) : 空을 최고로 이해하고 있다는 뜻

불렸다. 하루는 그가 사람들과 앉아있는데 천신(天神)이 꽃비를 내려 축하했다.

존자가 물었다. "꽃비를 내리는 것은 누구며, 무슨 일로 그러는가?"

천신이 대답했다. "나는 범천(梵天)입니다. 존자께서 반야[8]를 잘 풀어 말해 주시는 것을 경하합니다."

"나는 반야에 대해 한마디도 말한 적 없는데, 경하할 일이 무엇인가?"

"이처럼 존자께서 말한 바 없고, 나는 들은 바 없습니다. 말하지 않고 듣지 않는 것이 진정한 반야가 아니겠습니까!"하고 천신은 다시 꽃비를 내려 경하했다.

34. 비구니의 참선

의상(宜詳)은 열 살이 되던 해 비구니가 되었다. 그녀가 받은 훈련은 남승 소사미(小沙彌)와 조금도 다를 바 없었다. 16이 되어서는 여러 군데 사찰을 행각(行脚)하면서 많은 스승을 만나 배웠다.

그녀는 운신(雲山) 문하에서 삼년을 배웠고, 또 우계(愚溪)를 따라 6년을 공부했으나 마음을 밝게 할 수 없었다. 마지막에 은산(隱山) 대사 아래로 들어갔는데, 은산은 그녀가 여자라고 조금도 봐주는 법이 없었다. 그는 그녀에게 종종 우레같이 큰 소리를 질렀을 뿐 아니라 심지어 주먹으로 때리고 발로 차고 함으로서 그녀의 자성(自性)을 불러 일깨우려 하였다. 의상은 은산을 따른지 13년이 된 해 마침내 그가 그렇게 추구하던 대사(大事)를 밝힐 수 있었다.

이에 대하여 은산은 특별히 시 한 수를 써 축하했다.

줄곧 나를 따라 선을 공부한지 꼭 십삼 년이로다.

---

8) 반야(般若) : '지혜'

저녁에 엉터리 가르침을 참구하다가,
아침엔 인연 끊어버리기 어렵구나 생각한다.
쇠는 마모되는 것도 빠르고, 특별하지 않은 것도 가장 그렇다.
여전히 첩첩 관문이 있으니, 다시 와서 내 주먹을 먹어라.
(一從參我禪, 恰十有三年. 夕究(言肴)訛則, 朝思難透緣. 鐵磨非敢後, 無著又何前? 猶有重關在, 再來吃老拳.)

의상은 깨친 후 곧 파주(播州)로 가 선원을 일으켜, 이 백여 명의 비구니를 가르쳤다. 그리곤 어느 해 팔월 세상을 떠났다.

35. 낮 잠

종연(宗演)대사는 61세에 돌아가셨다. 일생 남기신 업적이 아름다웠고, 남겨 논 큰 가르침은 대다수 다른 선사들을 멀리 앞서 있다. 그의 문인(門人)들은 여름날 대개 낮에 자는 습관이 있었지만, 그는 그들을 그리 탓하지 않았다. 단, 자신에 대해서만은 일분의 시간도 헛되이 보내지 않으려 엄격하였다.

그는 겨우 열두 살 때 이미 천태종(天台宗)의 지관(止觀)을 연구하였다. 어느 여름날 날씨가 특히 무덥던 날, 어린 종연은 마침내 스승이 출타한 틈을 타 팔다리를 뻗고 잠들어 버렸다.

세 시간쯤 잠들었을 때 종연은 스승이 돌아오는 기척을 느꼈다. 하지만 피하기가 이미 늦어 그는 잠

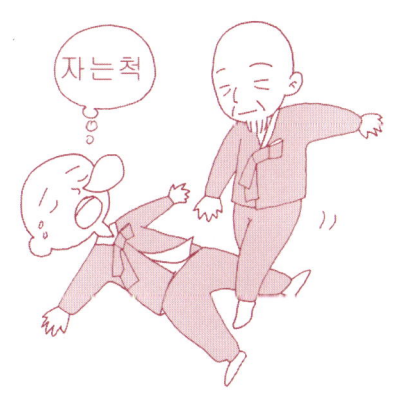

들은 척 문간에 엎드려 있었다.
"미안, 미안..." 종연의 스승은 조심조심 발을 들어 종연을 타 넘어갔다. 이 모습은 마치 귀한 사람의 몸을 타 넘는 것과 같았다.
이때이후 종연은 다시는 점심때 잠들지 않았다고 한다.

36. 꿈 속에서 공자를 만나다.

"스승님은 매일 오후에 잠깐씩 졸곤 했습니다." 종연 대사의 한 문인(門人)이 말했다. "우리들은 왜 그렇게 조느냐고 물었습니다. 스승님께서 대답하시길 '공자가 꿈에서 주공(周公)을 만나듯 꿈속에서 옛 성현을 만나는 것이다.'하셨습니다."

"하루는 날씨가 아주 무덥던 날 공부 중에 몇 명이 졸았습니다. 그러자 스승님이 나무라셨시요. 우리들은 '공사가 주공을 꿈에서 만나듯 우리도 옛 성현을 만난 것이다.'라고 강변했습니다."

"그러자 스승님이 '그래 옛 성현께서 무슨 가르침을 주시든'하고 물었습니다. 이때 한 제자가 대답했습니다. '우리들이 꿈속에 들어가 옛 성현을 만나 물었습니다. 우리들의 스승님이 매일 오후 여기 와서 가르침을 받고 가지 않느냐고요. 그러자 그들이 대답하길 생전 그런 사람은 본 적이 없다고 대답하던데요.'"

37. 조주의 선

조주화상은 60세에 선을 배우기 시작해서 80세까지 여러 곳을 다니며 배웠다. 이때는 이미 크게 깨친 뒤였다.

그는 80에 이르러 사람들을 가르치기 시작해서 120에 세상을 떴다.

한 학생이 그에게 물었다. "한 물건도 가져오지 아니하면 어떻습니까?"

조주 답 "내려놓아라!"
"한 물건도 없는데, 내려놓으라는 건 무슨 가르침이십니까?"
"내려놓지 못하거든, 가지고 꺼져라!"
이 말에 물었던 학생이 깨달았다고 한다.

38. 죽은 놈이 말대답은...

 간궁(間宮)은 저명한 교사로서, 이름을 날리기 전 한 선사에게 개별지도를 부탁한 적이 있다. 그 때 선사는 그에게 "한 손의 소리[9]"를 가르쳤다. 그는 "한 손의 소리"에 정신을 집중해 열심히 공부했지만, 선사가 말하길 "너는 음식이나 재화에 대한 집착이 여전하다. 죽는 게 차라리 낳겠다는 생각이 들 정도로 공부하지 않으면 문제를 해결할 수 없다."고 나무랄 뿐이었다.
 간궁은 다시 머리를 조아려 가르침을 청했다. 선사가 다시 "한 손의 소리"를 가르치자 간궁은 즉각 땅에 넘어져 죽은 것 같이 행동했다.
 "네가 죽긴 죽은 모양이다." 선사가 말했다. "다만 '한 손의 소리'가 뭔지는 대답해야 할 거 아니냐?"
 "아직 못 풀었습니다." 간궁이 머리를 들고 대답했다.
 "죽은 놈이 뭔 말이냐" 선사가 말했다. "나가라!"

39. 거지와 선(禪)

 도수(桃水)는 당세에 이름을 떨친 고명한 선사이다. 여러 개의 선원을 오가며 많은 사람들을 지도했디.

---

9) 한 손만으로 손뼉을 칠 수 있는가 하는 문제

그가 주지로 있는 한 선원은 너무 많은 사람들이 모여들어 감당을 못할 정도였다. 그는 사람들에게 자신이 물러날 것이라고 말하고 각자 자신의 길을 열심히 수행해 나갈 것을 권고하고 사라졌다. 그 후 누구도 그의 행적을 알 수 없었다.

삼년 후 그의 한 문인이 경도(京都)의 한 다리아래서 거지들과 함께 있는 그를 발견했다. 그는 즉각 가르침을 청했다.

"만일 네가 여기서 2,3일 함께 지낼 수 있다면 가르쳐 주겠네." 도수가 대답했다.

이에 학생은 거지모양으로 꾸미고 도수를 따라 하루를 거지생활을 했다. 이튿날 거지 중에 하나가 죽었다. 도수는 자정에 이 학생과 거지들과 같이 시체를 산에 가 묻게 하였다. 그리고는 다시 다리 밑으로 돌아왔다.

도수는 눕자마자 바로 잠들어 새벽에 일어났다. 하지만 이 학생은 날이 밝을 때까지 잠들 수 가 없었다. 날이 밝자 도수가 말했다. "오늘은 동냥질을 안 해도 되겠다. 어제 죽은 친구가 남겨 논 밥이 있으니까 말이다."

그러나 이 학생은 그 밥을 넘길 수가 없었다. 이 모양을 본 도수가 말했다.

"내 이전에 말한 대로 너는 나를 따라 공부할 수가 없구나." "네 갈 길을 가라. 다시는 나를 번거롭게 하지 말라."

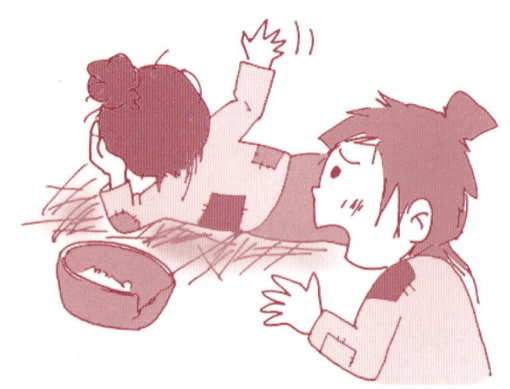

40. 강도를 제자로 삼다.

칠리(七里) 선사가 저녁에 독경을 하고 있을 때, 강도가 들어와 칼을 들이대고 돈을 내놓으라고 요구했다.

칠리는 "독경하는데 방해가 되니, 서랍에 있는 돈을 얼른 꺼내 가게"하고는 계속해서 경을 읽었다.

잠시 후, 칠리가 경을 다 읽자 "다가져 가지는 말게 내일 내야할 세금이 있으니까."하고 말했다.

도둑이 돈을 조금 남겨두고 나머지를 모두 가지고 나가려 하자 "돈을 얻었으면 당연히 감사하다고 인사를 해야 할 게 아닌가."하고 칠리가 말했다. 도둑은 절하는 시늉을 내고 가버렸다.

며칠 후 도둑이 잡혀서 경찰이 칠리를 불렀다. 도둑이 칠리선사의 암자를 도둑질했다고 자백했기 때문이다. 칠리는 경찰에게 말했다. "이 사람은 강도가 아닙니다. 적어도 이건 확실한데 말이지요, 내가 준 돈을 받으면서 고맙다고 인사까지 했거든요."

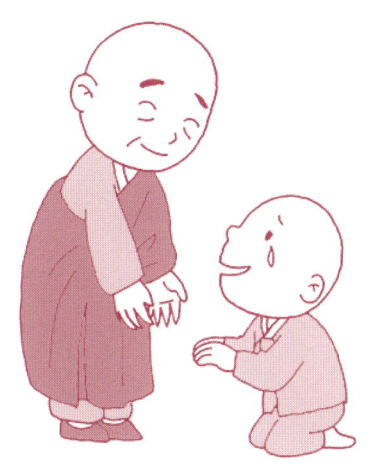

이 도둑은 형기를 마치고 감방에서 나오자 곧 칠리를 찾아가 절하고 제자가 되었다.

41. 풀과 나무도 부처가 된다.

염창(鎌倉)시대에 진괸(眞觀)이라 부르는 유명한 승려가 있었다. 그는 천태(天台)종 교의(敎義)를 6년간 연구한 후 선(禪) 공부를 다시 7년간 하였다. 그 뒤에는 중국에 가서 좌선을 십삼 년 간 배웠다.

그가 공부를 이루고 일본에 돌아오자 많은 사람들이 그를 찾아와 여러 가지 문제를 물어보았다. 진관은 모두 만나주었으나 그 많은 질문에는 일일이 대답하지 않고 돌려보냈다.

하루는 오십세 정도의 한 나이 든 수행자가 찾아와 진관에게 말했다. "나는 어려서부터 천태종 사상을 공부해 왔습니다. 다만 한 가지 종내 이해할 수 없는 게 있습니다. 천태종에서는 '초목(草木)도 부처가 될 수 있다.'고 하는데, 제가 보기엔 대단히 이상한 말입니다."

"초목이 부처가 되는가 아닌가 토론하는 것이 당신에게 어떤 좋은 점이 있습니까?" 진관이 물었다. "당신이 마땅히 알아야 할 것은 자신이 어떻게 하면 부처가 되는가 일겁니다. 이 점은 생각해 본 적이 있습니까?"

"여직 생각해 본 적이 없습니다." 그 노 수행자는 멀쑥해서 대답했다.

"그렇다면 돌아가 그 점을 잘 생각해 보십시오." 진관이 답했다.

42. 수전노 화가

월신(月船)은 그림을 잘 그리는 승려였다. 그는 그림을 그리기 전 빈드시 돈을 요구했으며, 돈을 받기 전에는 결코 그림을 그리지 않았다. 그가 부르는 그림 값은 대단히 비쌌다. 이 때문에 그는 수전노(守錢奴)라는 악명을 얻었다.

어느 날 한 기생이 그에게 그림을 부탁했다. "얼마나 낼 수 있는고?" 월선이 물었다.

"부르는 대로 주겠습니다." 이 여자가 대답했다. "하지만 제가 보는 앞에서 그리셔야 합니다."

이에 월선은 날을 잡아 그 여자가 사는 곳으로 갔다. 마침 그 날 그녀는 연회에 참석 중이었다. 월선은 그림을 그려주고 당시 최고의 가격을 받았다.

여자는 그림 값을 지불하고 나서 연회에 참석한 한 손님에게 말했다. "이 화가는 단지 돈만 압니다. 그의 그림은 괜찮지만, 마음은 더럽기 짝이 없지요. 금전이 그림의 아름다움을 더럽히고 있습니다. 이런 더러운 마음으로 그린 작품을 응접실에 걸어 둘 순 없어 내 치마를 장식하는 데나 쓰려고 합니다." 그녀는 입고 있던 치마를 벗어 월선에게 그림을 그리라고 하였다.

"얼마나 낼 수 있소?" 월선이 다시 물었다.

"아, 당신 마음대로 말하시오." 기생이 대답했다.

월선은 대단히 높은 가격을 부르고, 요구대로 그림을 그린 다음 그 자리를 떠났다.

나중에 알려진 바로, 월선이 이렇게 재물을 요구했던 까닭은 다음과 같았다.

그가 살던 지방에서 매년 재해가 발생하였다. 하지만 부유한 사람들은 가난한 사람 돕는 것을 주저하고 있었다. 이에 그는 아무도 모르는 커다란 창고를 만들어 곡식을 저장했다가 굶는 사람을 도와주려는 계획을 세우고 있었다.

또 그가 살던 마을에서 신사(神社)에 이르는 길이 몹시 불편했다. 이 길도 좋게 닦아 놓고 싶었다.

월선의 스승은 생전에 사원을 짓기를 원했으나 이를 이루지 못하고 죽은 바 있다. 월선은 이것도 이루어 내고 싶었다.

월선은 이상의 세 가지 소원을 이루자 즉각 그림 그리기를 중단하고 산 속으로 들어가 다시는 나타나지 않았다고 한다.

43. 코가 검은 불상

한 여승이 신심이 돈독하여 불상을 하나 만들어 금박을 입히고 어디를 가나 항상 가지고 다녔다.

　수년 후 이 여승은 시골의 한 작은 절에 머물렀는데, 그 절에서는 많은 불상을 한 좌대에 모아놓고 있었다.

　이 여승은 향을 피울 때 오직 자신의 불상에게만 향이 가고, 다른 불상에게 향이 가지 않도록 하고 싶었다. 연구 끝에 향로에 깔대를 만들어 씌워 자신의 불상으로만 향연이 향하도록 하였다. 그 결과 불상의 코가 새까맣게 그을려 대단히 보기 싫게 변하였다.

44. 요연의 깨달음

　요연(了然)은 1797년 생으로 유명한 사무라이였던 신원(信原)의 손녀이다. 얼굴이 예쁜데다 시재(詩才)가 있어 열일곱 살에 황후를 모시는 궁녀가 되있다. 이후로 그녀의 명성은 날로 높아갔다.

　그녀를 후원해 주던 황후가 돌연 죽자 요연은 크게 충격을 받았다. 세상이 무상하다는 것을 깊이 깨닫고 속세를 떠나 선(禪)을 배우고자 하였다.

　하지만 요연의 부모는 허락하지 않을 뿐 아니라 결혼할 것을 재촉하였다. 요연이 완강히 출가할 것을 주장하자 요연의 부모는 한 가지 조건을 걸었다. 시집을 가서 아이 셋을 낳고도 선을 배우고자 하면 그 때는 좋다는 말이었다. 요연은 억지로 이것에 동의하였다. 그리곤 스물다섯이 되던 해 이 조건을 완수하고 집을 떠났다. 이때에는 남편이나 부모도 더 이상 그를 막을 수 없었다.

　요연은 머리를 깎고 여승이 되었다. 밝게 깨닫는 다는 뜻을 가진 요연이란 법명도 받았다. 그는 수행의 길을 떠났다. 먼저 철우(鐵牛) 선사를 찾아가 제자로 받아들여 줄 것을 청했다. 하지만 철우는 요연을 한번 보자 곧 거절하였다. 이유는 그녀가 너무 아름답다는 것이다.

　요연은 다시 백옹(白翁)선사를 찾아가 거두어 줄 것을 청했다. 백옹 역시 같은 이유로 거절할 뿐 아니라 미모는 항상 말썽을 일으킨다고 말했다.

요연은 인두를 불에 달구어 자신의 얼굴을 지져버렸다. 순간, 요연의 미모도 연기와 함께 공중으로 사라져 다시는 돌아오지 않았다.

백옹이 요연을 거두어 제자로 삼았다.

이렇게 아름다운 얼굴을 불로 지진 심정을 요연은 그가 가지고 다니던 거울의 뒤편에 시로 남겼다.

어제는 황궁에 놀며 사향을 태우더니,
오늘은 선림(禪林)에 들어 얼굴을 태우도다.
일의 순서가 이처럼 흘러가니, 누가 이렇게 될 줄 알았겠느냐!
昔游官里燒蘭麝, 今入禪林燎面皮.
四序流行亦如此, 不知誰是個中移!

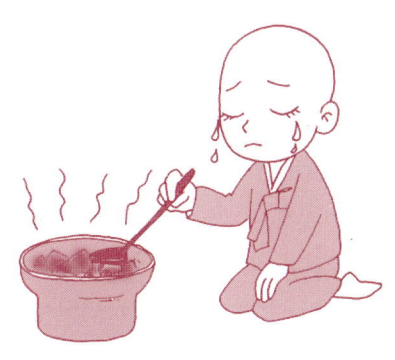

요연은 세상을 떠날 때 쯤 다시 한줄의 시를 남겼다.

육십육년 오랜 세월, 표연(飄然)한 달빛이 사람을 비추도다.
어디서 공부하는가 말하지 말라,
귀에는 소나무 스치는 바람소리가 익숙하도다.
六十六年秋已久, 飄然月色向人明.
莫言那里工夫事, 耳熟松衫風外聲!

45. 반규선사

반규(盤珪)선사가 있던 절의 주방을 맡아보던 대량(大良)스님이 하루는 스승의 건강을 염려해서 신선한 요리를 새로 만들었다. 그것은 콩과 밀가루에 효모를 넣어 만든 죽이었는데, 이 요리는 간혹 너무 발효가 많이 되어 신맛이 나곤 했다.

반규선사는 그가 먹는 죽이 다른 사람과 다른 것을 알고 음식을 한 사람이 누구냐고 물었다. 이에 대량스님이 반규선사한테 불려가게 되었다. 대량스님은 반규스님의 연세와 건강을 생각할 때 그러한 음식을 먹어야 한다고 주장했다.

반규는 대량의 말을 듣고 나서 "너 하는 말이 나 보고 먹지 말라는 말이구나!"하곤 방에 들어가 문을 걸어 잠그고 나오지 않았다.

대량은 반규의 문 앞에서 용서해 주길 바랐으나 반규는 일체 말이 없었다. 이렇게 반규는 7일을 방에 있었고, 대량은 7일을 밖에 있었다. 마침내 한 신도가 반규의 방문에 대고 소리쳤다. "스님은 안 먹어도 되는지 모르지만, 이 젊은 스님은 뭘 먹어야 되지 않겠습니까!"

반규가 문을 열더니 웃으면서 대량에게 말했다. "나는 제자들과 똑 같은 음식을 먹겠다. 네가 스승이 된 뒤에도 이 점만은 잊지 말라."

46. 진리의 빛

불교이론에 대해 박식한 한 천태종 학자가 아산(峨山)의 선실에 와서 가르침을 청했다. 몇 년을 수학한 후 이별을 고하자 아산이 그에게 말했다.

"관념상으로 진리를 연구하면 일종 강담(講談)자료를 만드는 것에 지나지 않아서 자연히 쓸모가 없다. 절대로 잊지 말거라. 늘 좌선하는 것 외엔 진리의 빛을 나오게 하진 못할 것이라고 말이다."

47. 주는 자가 감사해야지.

성졸(誠拙)이 염창(鎌倉)의 원각사 주지를 맡아 할 때 제자를 가르치는 도장(道場)이 너무 협소하여 새로 큰 건물을 짓고자 했다.

강호(江戶)의 부상(富商) 매진(梅津)이 황금 오백냥을 헌금해서 강당을 짓도록 하였다. 그가 이 돈을 성졸에게 보내자 성졸은 "좋아 내가 받도록 하지."하였다.

매진이 황금을 성졸에게 보내긴 했지만, 성졸의 태도가 마음에 들지 않았다. 삼백냥 황금이면 한 사람이 일 년은 풍족히 보낼 돈이 아닌가. 그런데 오백냥 황금을 주고도 감사하다는 말을 못 들었으니 불만이었다.

"거기 들은 게 오백냥 황금입니다!" 매진이 은근히 강조했다.

"얼만지 이미 말했으니 안다." 성졸이 대답했다.

"내가 부자이긴 하지만 오백냥이면 작은 돈이 아닙니다." 매진이 말했다.

"네 하는 말이 고맙다는 말을 들으려는 게냐?" 성졸이 물었다.

"당연히 감사하다고 해야 하는 거 아닙니까." 매진이 답했다.

"내가 왜 감사하다고 해야 해" 성졸이 물었다. "시주하는 놈이 감사하다고 해야지!"

48. 유 언

일휴선사는 일본의 족리(足利)시대의 이름난 스님이다. 제왕의 아들로 태어났지만, 어머니가 황궁을 떠나 사원에서 선을 배우는 바람에 아주 어렸을 때부터 일휴태자도 선을 배우는 학생이 되었다. 어머니가 세상을 떠나기 전 일휴선사에게 다음 과 같은 편지를 남겼다.

일휴 :

나는 이생의 할 일을 다 마쳤으므로 지금 영원의 세계로 돌아가려 한다. 바라건대 너는 열심히 공부해서 너의 불성(佛性)을 밝히 깨닫도록 해라.

이같이 하면, 너는 장차 내가 지옥으로 갔는지, 아니면 영원히 너와 함께 있는지 알게 될 것이다.

만약 네가 대장부라면 불조[10]가 다 너의 심부름꾼임을 알게 될 것이다. 그러면 책을 내려놓고 나가서 사람들을 위해 일하라. 세존(世尊)은 사십구년 설법하고서 한자도 말한 적이 없다고 말씀하셨다. 어떻게 이 같은지 너는 응당 알아야 한다. 그리고 만약 네가 알아야 할 것을 안다면, 무익한 망상을 하지 않을 것이다.

어머니가
'나지도 않고 죽지도 않는 몸으로'
9월 1일.

추기 : 불타의 가르침은 중생을 깨닫게 하기 위함이다. 만약 네가 어떤 방법에 의지한다면, 너는 단지 한 마리 무지한 벌레에 지나지 않을 것이다. 팔천 권이 넘는 불경을 다 읽고도 자성(自性)을 보지 못한다면 너는 이 편지조차 이해하지 못할 것이다. 이것이 나의 마지막 유언이다.

49. 다 도

대호(大胡)는 덕천[11] 시대이전의 한 무사로서, 천리휴(千利休) 대사를 따라 다도(茶道)를 배운 적 있다.

대호를 호위하던 무사 중에 가등[12]이 있었는데, 그는 대호가 다도 배우기에 열심인 것을 국사를 그릇되게 하는 좋지 않은 취미로 보았다. 그래서 어느 날 천리휴 대사를 없애기로 마음먹었다. 그는 손님으로 가장하고 천리휴를 찾아갔다.

---

10) 불조(佛祖) : 부처와 조사
11) 덕천(德川) : 도꾸가와
12) 가등(加藤) : 가토

천리휴는 한 눈에 가등의 의도를 알아차렸다. 그래서 가등으로 하여금 칼을 문 밖에 두고 들어올 것을 요구했다. 차는 응당 평화로운 분위기에서 마셔야 한다는 이유에서다.

가등은 천리휴의 말을 듣지 않고 고집했다. "나는 한 무사입니다. 나는 줄곧 검을 몸에서 떼지 않습니다. 다도를 하든 안 하든 칼을 가지고 있을 겁니다."

"좋소" 천리휴가 동의했다. "칼을 가진 채로 들어와도 좋으니 차나 한 잔 마십시다."

천리휴는 펄펄 끓고 있는 찻주전자를 들다가 갑자기 불 위에 쏟아 버렸다. 그러자 방안 가득 수증기와 재가 날렸다. 가등은 놀라서 문 밖으로 뛰어 나갔다.

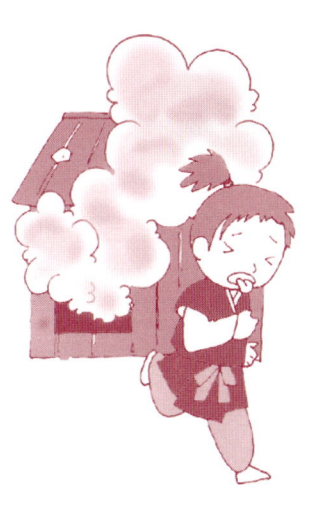

천리휴는 가등에게 연신 미안하다고 하면서 "내가 실수했습니다. 들어와 차를 마시지요. 칼이 더러워 졌을 테니 닦아 드리겠습니다."하였다.

가등은 이런 상황 하에서 칼을 대사에게 휘두를 수 없음을 깨닫고 마침내 본래 가졌던 의도를 버리고 말았다.

50. 혼자 왔다 혼자 간다.

권천(蜷川)이 막 숨이 끊어지려는 때, 일휴(一休)가 홀연 그를 찾아왔다. "내가 인도해 줄까?"

권천이 대답했다. "내가 혼자 왔다 혼자 가는데, 네가 무슨 새로운 가르침을 주겠느냐?"

일휴가 말했다. "만약 네가 진짜로 '왔다 간다' 생각한다면, 그건 네 망상이다. 내가 너에게 오고 감이 없는 방도를 알려 주겠다."

일휴의 이 말이 정도(正道)를 지적하는 말이라(옳은 말이라), 권천은 미소를 짓고 떠났다.

51. 천 당

신중(信重)이라고 부르는 한 군인이 백은선사를 찾아 물었다. "정말로 천당과 지옥이 있습니까?"

"너는 뭐하는 놈이고?" 백은이 물었다.

"무사(武士)입니다." 신중이 대답했다.

"네 놈이 무사라고!" 백은이 큰 소리로 물었다. "어떤 주인이 너를 호위로 삼을 수 있겠는가? 내가 보니 네 얼굴이 거지같다!"

신중은 화가 머리끝까지 나서 발검(拔劍)의 자세로 칼에 손을 가져갔다. 백은은 이에 아랑곳하지 않고 말을 계속했다.

"오, 내가 칼이 하나 있긴 있나 본데. 칼 솜씨가 무뎌서 내 목이나 칠 수 있을지 모르겠다."

신중이 칼을 빼자 백은이 다시 소리 쳤다. "지옥의 문이 여기서 열리도다!"

신중이 이 말을 듣고 대사의 도력이 높음을 깨달아 칼을 거두고 절을 올렸다.

"천당의 문이 이로서 환히 열리는 구먼" 백은이 절을 받으며 하는 말이다.

52. 인류의 군대

한번은 일본군 한 부대가 전투훈련을 하던 중에 아산(峨山) 선사가 있던 절에 주둔하였다. 아산은 주방을 맡아보던 스님한테 "장교들한테도 우리들과 같은 음식을 주면 된다."고 말하였다.

이 일은 장교들을 화나게 하였다. 그들은 항상 특별한 대우를 받는데 익숙해져있기 때문이었다. 마침내 한 장교가 아산에게 와서 말했다. "우릴 뭘로 보는 겁니까? 목숨을 걸고 나라를 지키는 군인들입니다. 왜 이렇게 푸대접하는 겁니까?"

아산이 엄숙하게 대답했다. "네 놈들은 우리를 뭘로 보는 거냐? 우리는 머리가 깨지는 것을 두려워하지 않고 모든 생물들의 구원을 위해 노력하는 인류의 전사(戰士)다!"

53. 원수를 스승으로 모시다.

선해(禪海)는 무사의 아들로 태어났다. 젊어서 강호[13]에 놀러갔다가 그곳 고관(高官)의 수종(隨從)이 되었다. 그러다가 고관의 부인과 정분이 났다. 종이로 불꽃을 싸놓을 수 없는 법, 마침내 탄로가 나게 되자 선해는 고관을 죽여 버리고 부인과 도망을 쳤다.

이 불륜의 한 쌍은 유랑 중에 도적으로까지 타락하였다. 여자의 탐욕이 끝이 없었으므로 마침내 선해는 여자를 내버리고 멀리 풍전(豊前)까지 도망가 승려가 되었다.

승려가 된 선해는 이렇게 보낸 죄과를 속죄하고자 뭔가 좋은 일을 하기로 마음먹었다. 그가 사는 곳의 한 도로가 커다란 바위 위를 지나는 데, 아주 위험해서 자주 사고가 났다. 이에 그는 바위에 구멍을 뚫어 사람들을 안전하게 다니도록 하고자 하였다.

그는 낮에는 걸식하고, 밤에는 굴을 팠다. 이렇게 30년이 흐른 후 넓이

---

13) 강호(江戶) : 에도

30척(9미터), 높이 20척(6미터) 길이 2,280척(684미터)의 터널을 완성하였다.

이일을 끝내기 2년 전, 그가 죽인 고관의 아들이 검도의 고수가 되어 그를 찾아왔다. 그는 원수를 갚기 위해 백방으로 선해의 행적을 찾은 끝에 마침내 풍전까지 찾아 온 것이다.

"나는 죄과를 달게 받겠다." 선해가 말했다. "다만 내게 이 일을 완성시킬 수 있는 약간의 시간을 주길 바란다. 일이 다 끝나는 날 너에게 목을 바치겠다."

이에 고관의 아들은 선해의 일이 끝나기를 기다렸다. 수개월이 지난 후에도 선해는 계속 굴을 팠다. 고관의 아들은 기다리는 것도 지루해서 선해를 도와 같이 굴을 팠다. 일 년 정도 선해를 따라 일을 한 고관의 아들은 점차 선해의 굳은 의지와 강직한 성격을 점차 흠모하게 되었다.

드디어 터널이 다 완성되었다. 사람들이 마침내 안전하게 길을 다니게 된 것이다. "이제 내 목을 치려무나." 선해가 고관의 아들에게 목을 내놓았다. "내가 할 일이 모두 끝났다."

"어찌 스승의 목을 치겠습니까?" 젊은이가 눈물을 흘리며 대답한 말이다.

54. 우당과 일본왕

후양성(後陽成) 일본 왕이 우당(愚堂)을 찾아 물었다. "선에 말하길, 마음이 곧 부처라고 했는데, 맞습니까?"

우당이 대답했다. "내가 그렇다고 대답하면 네가 모르는 것을 안다고 여길 것 같고, 내가 아니라고 대답하면 나와 모두가 알고 있는 사실에 어긋나 버리겠다."

후에 이 일본 왕이 우당에게 또 물었다. "깨닫고 난 사람은 죽어서 어디로 갑니까?"

우당이 대답했다. "모르겠네."

"왜 모릅니까?"

"내가 죽어보지 않아서 모르지."

일본 왕은 이러한 문답을 통해서도 의문점들을 이해할 수 없었으므로 다시 한 번 물어봐야 겠다 생각하고 있을 때, 우당이 갑자기 바닥을 손으로 내리치며 그의 미망[14]을 불러 깨웠다. 일본 왕이 홀연 깨우침이 있었다.

일본 왕은 깨달은 후 선종과 우당을 더욱 존경하였으며, 심지어 자신의 모자를 우당에게 양보하기도 하였다. 우당은 나이가 80에 이르는 고령이었을 때 말하다 종종 잠들곤 했다. 그럴 때마다 일본 왕은 조심스럽게 물러나 존경하는 스승의 휴식을 방해하지 않으려고 했다.

55. 운명이 손바닥 안에

신장(信長)이라고 부르는 유명한 일본 무사가 한번은 자신보다 군사력이 10배는 강한 적과 실력을 비교해 보기로 결심했다. 그는 충분히 자신이 있었지만, 부하들은 몹시 두려워했다.

부하들을 데리고 가다가 그는 한 신사(神社)앞에서 멈추고 말했다. "내가 신사에 들어가 참배한 후 동전을 던져 운을 점쳐 보겠다. 앞면이 나오면 우리가 이길 것이고, 뒷면이 나오면 질 것이다. 신(神)의 손바닥 안에 우리들의 운명이 있다."

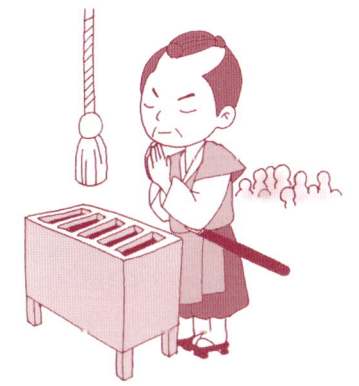

신장은 신사에 들어가 잠시 묵묵히 기도한 후 몸을 돌려 동전을 던졌다. 앞면

---

14) 미망(迷妄) : 안개에 쌓인 듯 어두운 心思

이 나왔으므로, 부하들은 용기백배하여 적에게 돌진하여 이겨버렸다.

"누구도 운명을 바꿀 수 없습니다." 이긴 뒤에 부하 한 사람이 말했다.

"정말 그렇지" 신장이 점쳤던 동전을 보여주는데, 양쪽이 모두 앞면이 새겨진 동전이었다.

56. 살 생

하루는 아산(峨山)이 문인(門人)에게 말했다. "살생을 반대하고, 생명을 구하는 것은 맞다. 동물과 곤충을 보호하는 것도 좋은 일이다. 다만 시간을 낭비하고, 재산을 탕진하며, 경제를 파괴하는 사람은 어디에 해당하는가? 우리는 이런 일을 소홀히 대하면 안 된다. 그리고 자신은 아직 깨닫지 못했으면서 다른 사람들에게 설법하는 사람은 무엇인가? 이런 사람이 부처를 해치는 것이다."

57. 하 산

하루는 하산(霞山)선사에게 주(州) 관리의 장례를 집전해 달라는 청이 들어왔다.

그는 이 일이 있기 전까지 상류층 인사를 만나본 적이 없었다. 이 때문인지 긴장을 많이 해서 장례를 시작할 때 식은땀이 흐르는 것을 느꼈다.

장례가 끝난 후 돌아와서 문인(門人)들을 소집하고 말했다. 자신은 아직 불법(佛法)과 세법(世法)을 하나로 때려 뭉치지 못한 경지에 있으므로 남들을 가르칠만한 자격이 없다고 고백하였다.

그리고는 남들 가르치는 일을 그만두고 한 선사의 제자로 다시 들어갔다. 8년이 지난 후 다시 돌아와 옛 제자들을 가르쳤는데, 이때는 그가 깨달았기 때문이다.

58. 귀 신

젊은 부인이 중병이 들어 머지않아 죽게 되었다. "당신을 너무 사랑하기에" 부인이 남편에게 말했다. "당신과 헤어지고 싶지 않지 않습니다. 그러므로 내가 죽은 뒤에도 당신은 다른 여인을 찾지 마십시오. 그렇게 안 하면 나는 귀신이 되어 당신을 쫓아다니며 잠시도 편히 두지 않고 괴롭힐 겁니다."

오래지 않아 부인이 죽었다. 처음 삼개월간은 남편이 죽은 부인의 유언을 새기고 조심하였으나 사개월째 다른 여인을 만나 사랑에 빠지고, 곧 결혼을 약속하게 되었다.

결혼을 하기로 한 날이 되자 매일 밤 전부인의 귀신이 나타나 그가 약속을 지키지 않았다고 욕하였다. 그리고 얼마나 신통한지 그와 새 부인의 사이에 일어난 세세한 일까지 모두 알았다. 그가 새 부인에게 선물을 보낼 때마다 귀신은 선물의 모습을 세밀히 묘사할뿐더러 둘 사이에 무슨 말이 오갔는지 다 알았다. 이 때문에 남자는 몹시 고민이 돼서 잠을 이룰 수 없었다. 한 사람이 그에게 부근의 선사(禪師)를 찾아가 의논해 보라고 권하였다. 그는 마침내 몹시 초췌한 모습으로 선사를 찾아가 도움을 요청했다.

"너의 전처가 죽어서 귀신이 되고, 지금 너의 일거수일투족을 모두 알고 있단 말이렷다." 선사가 말했다. "무엇을 하든, 무엇을 말하든, 무슨 선물을 주던 모두 알고 있다니 그 귀신이야말로 신통방통이다. 사실이 그렇다면 너는 마땅히 그 귀신을 존중해야 할 것이다. 다음 번 귀신이 찾아오면, 귀신의 신통방통함을 칭찬하고 도저히 그를 속일 수 없다고 말해라. 그런 다음, 한 가지 문제를 내고 귀신이 올바로 대답한다면, 혼약을 취소하고 다시는 결혼하지 않겠다고 말해라."

"어떤 문제를 내야 할까요?"

"콩 한 주먹을 쥐고 손안에 콩알이 몇 개나 되는지 물어 보라. 만일 맞추지 못한다면 귀신은 네가 만들어 낸 상상의 결과일 뿐이리니, 다시는 너를 괴롭히지 못할 것이다."

 그날 밤 다시 귀신이 찾아오자 세상에 모르는 것이 없다고 귀신을 몹시 칭찬하였다. "그렇고 말고지." 귀신이 말했다. "네가 오늘 선사를 찾아갔던 일도 알고 있지."

 "뭐든 알고 있으니…" 콩 한줌을 손에 들고 물었다. "이 콩이 몇 알이나 되는지 한 번 말해 보시지."

 기다리고 또 기다렸지만 귀신은 더 이상 한마디도 말하지 않았다.

59. 화 로

 지금 선을 가르치는 사람들은 왕왕 알 수 없는 선문답을 중언부언 말하고 있으나, 본래 선은 마음으로 전한다는 취지를 예전에는 상당히 철저하게 지키려 하였다. 꾸밈없고 겸손한 것이 고인(古人)의 풍모라서, 지금 사람들처럼 나팔 불고 북 치며 새로운 종파를 창설하는 일이 없었다.

 과거에는 큰 가르침을 이어 받는 사람은 왕왕 20년 이상 오랜 기간 스승 아래서 수행을 겪고 세상에 나온 사람들이었다. 이것은 법을 진하는 사람으로서 진정한 스승의 자격을 갖춘 다음 세상에 나와야 한다는 말이다. 이렇게 해야 억지스럽지 않게 가르침을 자연히 드러낼 수가 있는 것이다. 아무튼 남들의 스승이 되는 사람은 자칭 "의발(衣鉢)을 받았다." 등등의 말을 결코 해서는 안 된다. 이런 말하는 사람 치고 제대로 된 사람이 거의 없다.

 무난(無難) 선사는 이름이 정수(正受)라는 단 하나의 제자를 두었다. 정수의 학업이 끝났을 때 무난이 방으로 불렀다.

 "내가 나이 들어서" 무난의 말이다. "하는 말인데, 네가 나의 유일한 제자가 아니겠느냐. 여기 있는 이 책은 대대로 전해 온지 7대에 이르는 책이다. 나도 나의 견해를 적지 않게 첨가하였으니 이 책의 가치는 대단하다

할 수 있다. 지금 너에게 주어 법의 계승을 표시하려 한다."

"그렇게 중요한 책이라면 스승님이 계속 가지고 계시지요." 정수의 대답이다. "나는 스승님의 불립문자(不立文字)로서의 선을 이어받았고, 그 본래면목(本來面目)을 좋아하고 있습니다."

"그거야 나도 알지. 그렇긴 하지만 이 책은 7대를 이어 내려온 것이고, 또 앞으로 전해가야 하는 거 아니겠느냐. 이걸 가지도록 해라!"

그들은 화로 앞에서 말하고 있었는데, 정수는 책을 받자 화로 안에 던져 버리고 말았다.

좀처럼 화를 내지 않던 무난이었지만 크게 놀라 소릴 질렀다. "이 놈이 뭐하고 있느냐!"

정수 역시 소리를 질렀다. "너는 무슨 말을 하고 있느냐!"

60. 각 아

각아(覺阿)는 일왕을 만난 후 사라져 다시는 나타나지 않았다. 그는 가장 먼저 중국에 가서 선을 배운 사람이었지만, 사람들 앞에서 단 한번 피리를 불었을 뿐 아무 말도 남기지 않았다. 이 때문에 사람들은 그가 가장 처음 선을 일본에 가져온 사실을 잘 모른다.

각아는 중국에 유학했을 뿐 아니라 진법(眞法)을 전했다. 그는 중국에서 관광을 한 것이 아니다. 다만 심산벽곡에 들어가 참선을 오래 하였다. 그러다 사람들 눈에 띄어 설법을 요청받으면 간략한 말 몇 마디만 남기고 다시 더 깊은 산으로 들어갔다. 아무도 없는 곳에서 열심히 공부를 하고 싶었던 까닭이다.

일왕은 각아가 돌아왔다 말을 듣고 그를 만나 왕과 백성을 위해 선을 가르쳐 줄 것을 요청했다.

각아는 일왕 면전에서 한 마디도 하지 않았다. 다만 저고리 안에서 피리

하나를 꺼내 짧은 곡조의 노래를 부르고, 정중히 인사를 한 다음 사라져 다시는 나타나지 않았다.

61. 혁 당

조동종 풍외(風外)선사 휘하의 만찬이 사정이 생겨 늦어졌다. 담당 주방장인 혁당(奕堂)은 서둘러 칼을 들고 채소밭으로 나가 몇 가지 야채를 베어다 탕을 끓였다. 경황 중에 뱀 한 마리가 채소에 섞여 들어갔다.

풍외의 제자들이 탕을 맛보니 이전과 다른 기막힌 맛이 있는지라 한참 신나게 먹고 있는데, 풍외가 자신의 그릇에서 뱀 대가리를 발견했다. 풍외는 요리한 사람들을 불러다 뱀 대가리를 젓가락으로 치켜들어 보이며 "이게 대체 뭐냐?"고 질책했다.

"고맙습니다. 스님" 혁당이 얼른 뱀 대가리를 가져다 꿀꺽 삼켜 버렸다.

62. 고양이 머리

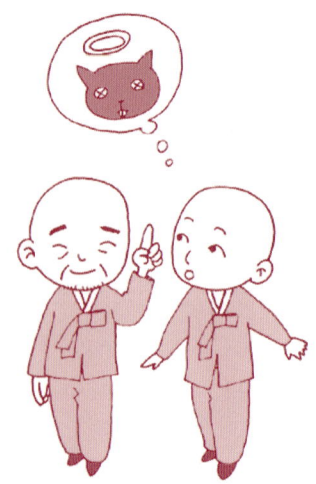

조산(曹山)은 중국 조동종의 조사이다. 하루는 한 승려가 그에게 물었다.

"세상에서 무슨 물건이 가장 귀합니까?"

"죽은 고양이 머리가 제일 귀하지."

"어째서 죽은 고양이 머리가 제일 귀합니까?"

"아무도 값을 부르지 않으니까."

63. 금 언

일본에 선(禪)이 전해지기 이전에 벌써 천태종 스님 중에 좌선을 수행하는 사람들이 있었다. 당시 같이 공부하던 사람들 중에 아주 사이가 좋은 네 사람이 있었는데, 좌선을 열심히 하기 위해서 일주일간 말을 하지 않기로 약정하였다.

첫째 날, 그들은 모두 침묵을 지키고 열심히 앉아 수련한 결과 효과가 대단히 좋았다. 저녁이 되어 어두워지자 등불이 깜박거려 금방 꺼질 듯이 보였다. 한 사람이 참지 못하고 말하였다.

"기름을 더 보충해야겠네!"

그러자 다른 사람이 충고했다. "우리는 한 마디도 해선 안 된단말야!"

"이 우둔한 놈들. 어째서 말들이 많은 고!" 다시 또 한 사람이 말했다.

"나만이 한 마디도 안 했도다." 네 번째 사람도 한마디 거들며 하는 말이다.

64. 칭 찬

대우(大愚)와 우당(愚堂) 두 스님이 요청을 받아 한 대신(大臣)을 만나러 갔다. 막 도착하자마자 대뜸 대우가 대신을 보고 말했다. "너는 천성이 총민하니 선을 배울 만하다."

"헛소리" 우당이 말했다. "너는 어찌 이 멍청한 놈을 떠 받드냐? 이 작자는 높은 자리에 있긴 하지만 선은 조금도 통하지 못할 것이다."

결과는 이렇다. 그 대신은 우당이 하는 일은 못 본체 했지만, 대우를 위해 절을 하나 세워주었을 뿐 아니라 그를 따라 선을 배웠다.

65. 혁 당 2

 선승은 참선의 목적을 성취하기 위해 비록 스승에게 맞아 죽는 한이 있더라도 초심을 바꾸지 않겠다고 거듭 맹세한다. 그들은 왕왕 손가락을 잘라 혈서를 써 결심을 보여준다. 이런 종류의 서약이 널리 인정되던 시절, 혁당(奕堂) 수하에 맞아 죽은 승려는 사람들에게 순교자로 받아들여졌다.

 혁당은 대단히 엄격한 기풍을 가진 선사로서 제자들은 모두 그를 두려워했다. 한번은 절에서 아침저녁으로 종을 치는 일을 맡은 승려가 절 앞을 지나는 아가씨를 바라보다가 그만 시간을 놓쳐버렸다. 이때 마침 혁당이 그를 보고 선장(禪杖)으로 때렸는데 잘못 맞았는지 그 자리에서 죽어 버렸다.

 죽은 승려를 담당하던 스님이 이 소식을 듣고 혁당에게 달려와 혁당의 가르침이 엄격함을 찬미했다. 이 사건이 발생한 후 혁당의 손에서 법을 얻은 제자가 얼이 넘었는데, 이건 결코 적은 숫자가 아니다.

66. 양 관 2

 양관은 죽기 전까지 선을 열심히 수행했으며, 단 하루도 게으름 핀 적이 없었다. 하루는 그의 조카가 주위사람들의 충고는 듣지 않고 주색으로 세월을 보낸다는 말을 들었다. 조카는 이미 가산을 적지 않게 써 버렸는데, 친한 친구가 그를 걱정하여 양관을 찾아와 조카의 행동을 제지해 줄 것을 부탁했다.

 양관은 먼 길을 마다하고 조카를 찾아갔다. 그들은 이미 여러 해 서로 보지 못한 처지였다. 조카는 삼촌을 반갑게 맞았다.

 양관은 하룻밤을 그곳에서 좌선하며 보낸 후 다음 날 아침 조카에게 말했다. "내가 많이 늙고 나니 양손이 덜덜 떨려 신발 끈을 맬 수가 없구나. 네가 좀 매 주겠니?"

조카는 흔쾌히 삼촌을 도와 신발을 매었다.

"고맙구나" 양관이 말했다. "네가 보듯이 사람은 하루 지나면 하루만큼 늙는다. 너도 몸을 잘 보중하거라." 양관은 말을 마친 후 머리를 흔들며 떠났다. 술이며 여자에 대해선 한 마디도 말함이 없었다.

하지만 그 날 아침 이후, 조카는 두 번 다시 주색에 돈을 쓰는 일이 없었다.

67. 반 규 2

한 승려가 반규를 찾아와 말했다. "저는 성질이 조급하고 난폭해서 억제하기가 참 어렵습니다. 대체 어떻게 해야 이를 다스릴 수 있겠습니까?"

"참으로 기특한 생각을 했구나." 반규가 대답했다. "그럼 내게 한 번 그게 어떤 모양인지 보여주려무나."

"지금은 보여 드릴 수 없습니다."

"그럼 언제 보여주겠느냐?"

"그게 예정도 없이 찾아옵니다."

"그렇다면" 반규가 말했다. "그건 너의 진정한 본래 모습이 아닐 것이다. 본래 모습이라면 너는 응당 어느 때나 내게 보여줄 수 있을 것 아니냐. 네가 태어날 때 그것이 없었고, 부모도 네게 그걸 주지 않았을 것이다. 한 번 잘 생각해 보거라."

68. 지 장

중국의 지장(地藏)선사가 시골의 작은 절에 있을 때나. 하루는 낯 넒의 선객이 그가 있는 곳에 와서 잠시 쉬어가던 중에 주관과 객관에 대한 이야기가 나왔다. 지장도 토론에 참여하여 말했다. "상좌(上座)께서 '삼계(三界)

가 오직 마음이며, 만법(萬法)이 오직 마음이라' 말씀하시니 묻겠습니다. 정원에 있는 돌덩어리가 마음속에 있습니까? 마음 바깥에 있습니까?"

선객 중에 한 사람이 답했다. "불교 관점에 의거하면 만물은 다 마음의 객체(客體)이니 나는 돌이 마음 안에 있는 것으로 생각합니다."

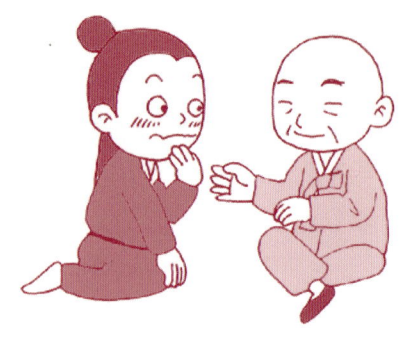

"손님! 그 무거운 돌덩어리를 마음속에 가지고 다니니 얼마나 고생이십니까!" 지장의 말이다.

69. 보왕삼매(寶王三昧)

성인이 말하길, 병들고 아픈 거야 말로 좋은 약이고, 환난이야 말로 놀이와 같으며, 고통이 곧 해탈(解脫)이고, 온갖 마귀가 수행의 친구며, 어려움에 처한 것이 성취(成就)이고, 변하지 않는 우정은 귀중한 보배, 먼지 자욱한 속세는 고요한 숲, 이익과 이름남은 헌신과 같고, 평범하고 보잘것없음이 부귀(富貴)며, 굽히고 물러남을 대문 드나들듯이 하라 하셨다. 이 같으면 장애 속에 있어도 도리어 통(通)하고, 통함을 구하는 것이 도리어 장애가 되리라.

하지만 지금 세속의 공부하는 사람들은 장애를 피하려고만 해서, 장애에 부닥치면 이를 물리칠 줄 모른다. 그러므로 최고의 큰 도(大道)로부터 오는 재미를 잃어버리게 되니 진실로 애석하지 않은가! 이런 까닭에 세상일에선 덕을 세우는 일이 가장 큰 일이고, 마음관찰을 통해 몸을 다스리고, 계율에서 해방되는 것이 제일(第一)의 정진(精進)인 것이다.

질병(疾病)에는 밥을 줄여 먹는 게 탕약(湯藥)이고, 번뇌(煩惱)에는 굴욕을 참는 걸 보리(菩提)로 삼고, 시비(是非)는 가리지 않음을 해탈(解脫)로 삼아라. 부모를 공양하고, 자손을 기를 땐 진정(眞情)으로 온 힘을 다하고, 매사 일을 함에 마음을 다하고, 말은 적게 하라.

어른과 아이는 자애로움과 화친을 덕으로 삼고, 학문(學問)은 부지런히 익힘을 입문(入門)으로 삼고, 원인과 결과를 명백(明白)히 함을 잘못이 없는 걸로 삼아라. 늙고 죽는 일은 자연스런 일이라 자신을 깨우치고, 일함에 면밀하고 엄격한 태도가 절실(切實)히 필요하고, 사람을 대함엔 지극한 정성으로 공양(供養)하라.

나이가 들어 오래된 것을 장엄(莊嚴)하게 생각하고, 매사 미리 계획하여 힘들지 않게 하고, 사람들 가운데에선 겸손함이 당연한 이치로 생각하라.

70. 진정(眞正)한 흥왕(興旺)

한 돈 많은 사람이 선애(仙崖) 선사를 청해다 자신의 가족을 영원히 흥성하게 하는 축어(祝語)를 써달라고 부탁하였다. 그는 그 축어를 대대손손 물려가며 가보로 삼을 예정이라고 했다.

선애는 종이를 펼치고 "애비 죽고, 아들 죽고, 손자 죽는다.(父死, 子死, 孫死)"라고 썼다.

부자는 얼굴이 시뻘거지며 소리쳤다. "스님을 청해 온 것은 우리 집안을 축복해 달라는 청이었는데, 어째서 농담하고 계십니까!"

"농담이 아닙니다. 만일 아들이 아버지 전에 죽는다면 얼마나 비통하겠습니까. 또 손자가 아들 전에 죽어도 아들이 얼마나 비통하겠습니까. 만일 일대 일대 제가 써 드린 순서대로 죽는다면 그것이 바로 천수를 다 누리는 축복이 아니겠습니까."

71. 향로가 가업

중기(中崎)지방에 사는 구(龜)씨 성 가진 한 여인은 일본에 몇 안 되는 향로(香爐) 제작하는 사람 중의 하나다. 그녀가 만드는 향로는 일종 예술작품에 해당하는 것으로 보통 다도를 배우는 곳이나 가정에서 사용된다.

구씨의 향로제작기술은 집안에 내려오는 고유한 기술에 연원을 두고 있다. 그의 부친도 향로를 제작하는 사람이었다. 하지만 구씨의 향로제작은 전통과 좀 더 다른 면이 있다.

구씨는 조금 특이한 취미를 가지고 있다. 술을 마시고, 담배를 피우며, 당시의 허다한 남성들과 벗으로 지냈다. 그녀는 조금의 돈이 생기면 예술가, 시인, 목수, 공인(工人)등을 초청해서 술을 마시고 식사를 하여 이야기를 나누었다. 그리고 그 와중에서 향로제작의 영감을 얻었다.

그녀가 향로를 만드는 과정은 대단히 느렸다. 하지만 일단 향로가 완성되면 거의 다 모두 상승(上乘)의 걸작이 되었다.

한 번은 중기(中崎)시의 시장이 그에게 향로 제작을 청해왔다. 그녀는 거의 반년이 지나도록 시작도 하지 않았다. 중기시의 시장은 이미 다른 곳으로 전출가 있었지만, 그녀에게 일부러 찾아와 향로제작을 간청하였다.

드디어 그녀는 영감을 얻었는지 일에 착수하였다. 향로가 완성된 후 그녀는 그 향로를 책상위에 올려놓고 반복해서 세심히 관찰하였다. 한 편으로 향로를 감상하면서 한편으로는 술을 마시고 담배를 마시며 오래된 친구와 대화를 하는 듯하였다.

이렇게 꼬박 하루를 보낸 후에 그녀는 망치를 들고 향로를 깨부수어 버렸다. 그 향로가 마음속에 생각하던 향로가 아니었다는 이유에서다.

72. 진정한 신통(神通)

반규가 용문사에서 설법을 하고 있을 때, 환희불(歡喜佛)을 믿으면 구원

된다는 믿음을 가지고 있는 밀종(密宗) 승려가 그의 법석(法席)이 왕성한 것을 질투하여 그와 공개적으로 법전(法戰)을 치르자고 도전하였다.

이 사람이 오자 법당은 큰 소리로 떠들썩하게 소란이 일어났다. 선을 이야기하던 반규도 어쩔 수 없이 말을 중단하게 되었다.

"우리 밀종의 개조(開祖)께서는 신통력이 엄청났다." 밀종 승려가 꺼낸 말이다. "손에 붓을 쥐면 능히 큰 강의 이편에서 건너편에 있는 종이 위에 아미타불의 성명(聖名)을 쓸 수 있었다. 네가 감히 이런 일을 할 수 있겠는가?"

반규가 심드렁하게 대답했다. "너희들의 그런 들 여우귀신(野狐精) 같은 불승(佛僧)들이야 그런 일에 흥미를 가지고 있는지 모르지만, 선은 그런 게 아니다. 나의 신통력은 배고프면 먹고, 목마르면 마시는 것이다."

73. 다만 자려간다.

적수선사가 죽기 삼 일전, 그의 제자 중에 아산이 침상을 지켰다. 적수는 일찌감치 아산에게 의발을 전수하리라고 작정하고 있었다.

그 당시 한 암자가 불에 타 버렸기 때문에 아산은 이를 중건하기 위해 바빴다. 적수가 아산에게 물었다.

"암자가 다 지어지면 무얼 할 건가?"

"스님의 병세가 좋아지시면 설법을 청해 듣겠습니다."

"내가 그때까지 살지 못한다면?"

"다른 스님을 청해 설법을 듣겠습니다."

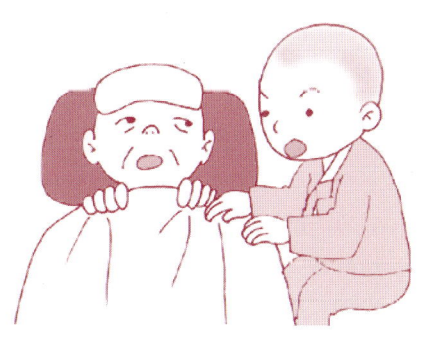

"네가 다른 스님도 찾지 못한다면?"

그러자 아산이 큰소리로 소리쳤다. "이런 쓸데없는 문제를 묻지 말고 그저 잠이나 자십시오!"

74. 일체가 모두 공(空)

산강(山岡)의 철주(鐵舟)가 여러 곳을 다니면서 이름난 스승들을 찾아뵈었다. 그가 하루는 상국사의 독원(獨園)화상을 만났다.

철주는 그의 경지를 나타내기 위해 독원에게 다음과 같이 말했다.

"마음이니 부처니 중생이라는 것이 모두 공(空)입니다. 현상의 본래 성질도 공이니, 깨달음도 없고, 미혹(迷惑)함도 없으며, 성인도 없고, 범인도 없고, 주는 것도 없고, 받는 것도 없습니다."

그때 독원은 담배를 피우고 있었는데, 돌연 담뱃대로 산강을 때렸다. 산강은 화가 나 안색이 변했다.

"일체가 다 공이면, 그 성질은 어데서 나오는 고?" 화난 산강에게 떨어진 독원의 실문이다.

75. 일하지 않으면 먹지도 않는다.

백장은 중국의 선종대사인데, 늘 문인(門人)과 함께 풀 베고 청소하고, 나무하고, 농사지으며 80이 넘도록 일하셨다.

백장의 문인들은 그가 나이 많음에도 불구하고 일을 많이 하자 그에게 좀더 쉴 것을 권했지만, 그는 듣지 않았다. 그래서 호미나 낫을 감추어 버려 백장이 일을 못하도록 하려 했다.

백장이 일을 못하게 되자 먹지도 않았다. 이틀이 되고 삼일이 되어도 여전히 먹지 않았다. 이 때문에 문인들은 다시 농기구를 내어놓을 수밖에 없었다.

 백장이 호미와 낫을 들고 일을 하게 되자 식사를 시작했다. 그리고 제자들에게 한마디 말한 것이 바로 "하루 일하지 않으면 하루 먹지 않는다.(一日不作 一日不食)"라는 유명한 경구이다.

76. 찻잔의 죽음

 일휴선사는 어려서부터 아주 총명했다. 그는 어려서부터 집을 떠나 사원에서 스승의 가르침을 받았는데, 어느 날 스승이 아주 애지중지하던 귀한 찻잔을 실수로 깨버리고 말았다. 일휴가 당황하여 어찌할 줄 모르는 때 마침 스승이 돌아오는 기척이 났다. 일휴는 얼른 깨진 찻잔을 등 뒤로 감추었다.
 스승이 다가오자 일휴가 물었다. "사람은 어째서 모두 죽어야 합니까?"
 "그건 자연(自然)의 법칙이지. 세상의 모든 사물은 생겨나고 또 죽는다."
 일휴는 그 때 부서진 찻잔을 내보이며 말했다.
 "스승님의 찻잔이 죽을 때가 되었습니다."

77. 황불과 통 만드는 사람

 선사는 종종 밀실에서 일대일로 개별지도를 할 때가 있는데 이때는 다른 사람이 그 방에 들어갈 수 없다.
 일본 경도의 건인사 묵뢰(默雷)선사는 제자들에게 선을 가르치는 외에도 상인이나 기자들과 밀담을 나누곤 했다. 그 중에 문맹에 가까운 통 만드는 사람이 있었는데 묵뢰에게 기괴한 문제를 묻고 차를 마시고 가곤 했다.
 한번은 이 통 만드는 사람이 와 있을 때 묵뢰가 다른 제자를 접견했다. 그래서 이 통 만드는 사람에게 잠시 옆방에 가 있으라 했다.

"저는 스님이 활불(活佛)인줄 알고 있습니다. 이 절 안의 모든 석불이 그들 면전에 오는 수 많은 사람들을 한 번도 거절하지 않는데 어째서 스님은 나를 물러가라 하십니까?"

이 말에 묵뢰는 할 수 없이 그가 방을 나와 제자를 만나는 수밖에 없었다.

78. 세 가지 부류의 승

월담 선사는 덕천시대 사람인데, 늘 말했다. "승려는 세 종류가 있는데, 첫째 훌륭한 제자를 기르는 승, 둘째 절간을 운영하는 승, 셋째 밥통과 옷걸이에 불과한 승이다."

아산 또한 비슷한 말을 한 적이 있다. 그가 적수의 문하에서 배울 때 이분이 특히 엄격해서 제자들을 두드려 패는 것도 사양하지 않았다. 여러 승려가 견디지 못하고 다른 곳으로 갔으나 아산만은 굳건히 가르침을 받았다.

"저급한 승려는 스승의 영향을 이용하려하고, 중간 정도 승려는 스승의 자비를 맛보려고만 하고, 우수한 승려는 스승의 회초리와 평가 아래서 날로 커간다." 아산이 남긴 말이다.

79. 화살촉과 칼끝이 서로 부딪히다.

선사들은 종종 어린이들의 설전(舌戰)을 훈련시키기도 한다. 두 파(派)의 선원이 이웃해 있었고 각기 한 명의 소사미(小沙弥)가 있었다. 이들은 시장에서 자주 마주쳤는데 자연히 만날 때마다 설전이 벌어졌다.

"어디 가냐?" 한 명의 사미가 물었다.

"발 닿는 대로 간다." 다른 하나가 대답했다.

처음의 사미는 이 말에 대꾸할 방법이 없어서 사부를 찾아가 응대할 방법을 물었다.

"내일 아침 그 사미를 만나 똑 같이 물어서 똑 같은 대답이 나오거든 '발이 없으면 어디로 가겠느냐?'고 물어라. 그러면 능히 격퇴할 수 있을 것이다." 사부의 가르침이다.

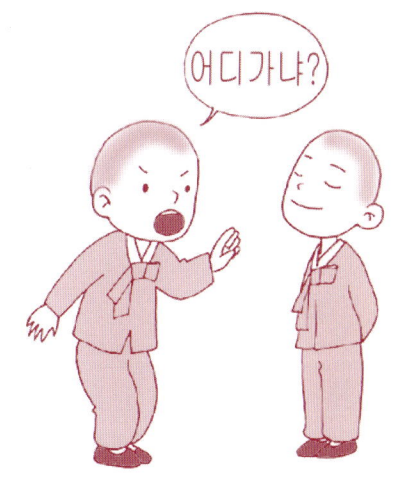

다음 날 아침 두 소사미가 또 만났다.

"어디 가냐?"

"바람 닿는 대로 간다."

전의 사미가 이 말에 다시 대답할 방법이 없어 다시 사부에게 가 물었다.

"'바람이 없으면 어디로 가겠느냐?'고 물으면 될 거 아니냐." 사부가 또 가르쳐 주었다.

삼일 째 다시 두 소사미가 만났다.

"어디 가냐?" 앞서의 사미가 물었다.

"시장 간다."

80. 마지막 한 대

단원(丹源)은 어려서부터 선애(仙崖)문하에서 선을 배웠다. 20세가 되자 선애스승을 떠나 다른 곳을 다니며 두루 배우고 싶어 했다. 하지만 선애는 허락하지 않았다. 단원이 이 일을 꺼낼 때마다 머리를 한 대씩 때려 주었을 뿐이다.

나중에 단원은 한 사형에게 부탁하여 선애에게 청을 넣었다. 사형이 선애에게 다녀와 말하길 "스승님이 허락하였으니 이제 행각을 나서도 되겠네."하였다.

단원은 선애에게 인사하고 허락해 주시어 감사하다고 말하려 했다. 그러자 이 선사는 또 다시 단원의 머리를 때렸다.

단원이 돌아와 사형한테 이 일을 말하자, 사형은 놀라 말했다. "스승님이 어쩐 일일까? 허락을 해 놓고 후회한단 말인가? 내 가서 사정을 알아봐야겠다."

사형이 선애에게 가서 묻자 선애는 다음과 같이 대답했다. "나는 승낙을 취소한 적이 없다. 다만 그에게 마지막으로 한 대 때려주고 싶었을 뿐이다. 그가 크게 깨닫고서 돌아오면 그 땐 내가 더 이상 때릴 수 없을 거 아니냐!"

81. 검술의 재미

유생우수랑(柳生又壽郞)은 유명한 검술가의 아들로 태어났지만, 그의 아버지는 아들이 너무도 둔하여 검도에 정통할 수 없다고 생각하여 부자관계를 끊어버렸다. 이에 그는 이황산(二荒山)의 무장[15]을 찾아갔다. 무장도 우수랑 부친의 판단에 동의했다.

"네가 나에게서 검술을 배우고 싶으냐?" 무장이 물었다.

"내가 요구하는 수준은 대단히 높다."

"열심히 노력하면 몇 년 후에는 검사가 되겠습니까?" 젊은이는 진지하게 묻는다.

"너의 나머지 인생을 모두 건다면."

"저는 그렇게 긴 시간을 기다릴 수 없습니다. 저를 가르쳐 주실 수만 있

---

15) 무장(武藏) : 우리나라에도 널리 알려진 미야모토 무사시

다면, 저는 어떤 고통도 달게 받겠습니다. 제가 스승님의 충복이 된다면 얼마나 걸리겠습니까?"

"음, 아마도 십 년 정도" 무장이 조금 풀어져서 대답한다.

"아버지가 점점 나이가 드셔서 가능한 빨리 배워야 합니다. 만약 제가 더욱 열심히 한다면 얼마나 걸리겠습니까?"

"음, 아마도 삼십년은 걸려야."

"무슨 말입니까? 아까는 십년이라더니, 왜 또 삼십년이라 하십니까? 저는 어떤 고통도 마다하지 않고 열심히 최선을 다해 검술을 배우겠습니다."

"음, 그렇다면 너는 70년은 배워야 할 게다. 이렇게 욕심내는 친구들은 대개가 배우는 속도에만 관심을 쏟다가 그르치거든."

"좋습니다. 동의하겠습니다." 젊은이는 인내심이 부족했다는 걸 깨닫고 말했다.

우수랑이 무장의 밑에서 수업을 시작했다. 하지만 검술에 대한 이야기는 물론 검을 잡을 기회도 주지 않았다. 그저 밥 짓고 설거지하고 이불 깔고 청소하는 일과 화원 가꾸는 일만 시킬 뿐이다. 무장은 검술의 검자도 꺼내지 않았다.

삼 년의 시간이 이렇게 흘러갔다. 우수랑은 고된 일을 하면서 항상 자신의 앞날을 생각하고, 내심 처량하고 황당한 마음을 버릴 수 없었다. 그가 그렇게도 배우기 원하는 검술은 아직 시작도 하지 못했지 않은가!

그러던 어느 날 무장은 몰래 우수랑의 뒤로 다가가 목검으로 힘껏 그를 때렸다.

그 다음 날도 무장은 우수랑이 밥 짓고 있을 때 뒤로 다가가 불의의 습격을 가했다.

이일 이후 밤낮을 가리지 않고 우수랑은 언제 어디서나 돌연한 습격을 대비하게 되었다. 하루 24시간 검에 의한 습격을 대비하게 되니 자연히 검술의 재미를 느끼게 되었다.

이런 날을 겪으면서 우수랑은 마침내 검술의 도리를 깨달았다. 그러자 스승도 마침내 웃는 얼굴로 그를 인정하였다. 뒷날 우수랑은 전 일본에서 최고의 검수가 되었다.

82. 불집게 선(禪)

백은 선사는 평상시 문인(門人)들과 이야기 할 때 늘 한 찻집의 할머니가 선에 대해 조예가 깊다고 칭찬하곤 했다. 문인들이 믿지 못하면, 한 번 가서 할머니를 만나 볼 것을 권하였다.

그 할머니는 사람들이 오면 금방 그 사람이 차를 마시러 온 것인지 그의 선공부를 시험하러 온 것인지 알아보았다. 차를 마시러 온 사람한테는 친절하게 안내했지만, 시험하러 온 사람한테는 인사하자마자 그들을 병풍(찻집의 칸막이) 뒤로 불렀다. 만일 사람들이 이 말을 따라 병풍 뒤로 오면 다짜고짜 불 피울 때 사용하는 집게로 마구 때렸다.

열에 아홉은 할머니의 이러한 첫 번째 관문(第一關) 조차 넘지 못했다.

83. 소설가의 선

원등(遠藤)은 유명한 소설가로 그가 쓴 애정소설은 얼마나 많은 남녀들의 마음을 울렸는지 모른다. 그가 전쟁장면을 묘사하면 모두들 전쟁터에 있는 듯한 느낌을 받을 정도로 글을 잘 썼다.

하루는 원등이 산강(山岡)의 철주(鐵舟) 선사를 만났다. 철주는 소설을 잘 몰랐지만 禪은 이미 대가의 경지에 오른 사람이다.

"내가 아는 바에 의하면, 당신은 일본 최고의 소설가로서 독자들을 마음대로 울리고 웃긴다고 들었소. 그렇다면 내가 가장 좋아하는 '복숭아 남편(일본 전승이야기)' 이야기를 해 줄 수 있습니까? 이 이야기는 내가 어릴

적 어머니가 잠잘 때 들려준 이야기인데 중간에 잠들어 버려서 한 번도 끝까지 들은 적이 없습니다. 어머니를 대신해서 이야기를 들려 줄 수 있겠습니까?" 철주의 말이다.

원등은 감히 이 선사 앞에서 이야기를 꺼낼 수 없었다. 그는 공부할 시간이 필요하다고 말하고 일단 물러났다. 수개월이 지난 후 산강을 만나 말했다. "고사를 들려줄 기회를 주시지요."

"다음에 합시다." 산강이 대답했다.

원등은 크게 실망했다. 그는 다시 더욱 연구해서 또 다시 산강에게 말했다. 그러나 한번 두 번, 몇 번이고 산강은 거절했다. 매번 원등이 이야기를 시작하려고 하면 산강은 "아직 어머니처럼 말하지 못합니다."라고 말했다.

원등이 5년의 세월을 공부한 뒤에 비로소 산강의 어머니처럼 이야기한다는 말을 들을 수 있었다.

이런 식으로 산강은 마침내 원등에게 선을 가르쳐 주었다.

84. 밤놀이

선애(仙崖)선사의 휘하에 선을 배우는 제자들이 많았는데 그 중 하나가 늘 밤에 담을 넘어나가 놀다 오곤 했다.

하루는 선애가 숙사를 살피다가 그 제자가 없어진 것을 발견하고, 곧 담장 밑에 놓여져 있는 걸상을 찾아냈다. 선애는 걸상을 치우고 자신이 그곳에 쭈그리고 앉았다.

그 제자는 놀고 나서 스승이 걸상대신 쭈그리고 앉아있는 것을 모르고 담을 넘어오다가 선애의 머리를 밟았다. 땅에 내려선

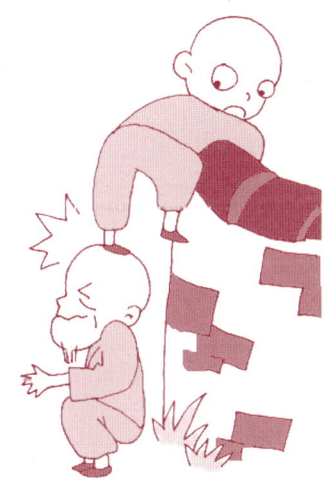

제자는 그가 스승임을 알아보고 크게 놀랐다. 하지만 선애는 "날도 차니 조심하거라."고 말할 뿐이었다.

이 일 이후 이 제자는 두 번 다시 밤놀이를 하지 않았다.

85. 임종(臨終)을 위안함

발대(拔隊) 화상은 그의 문인이 세상을 뜨려할 때 한 통의 서신을 보냈다.

"너의 마음의 정(精)한 부분[16]이 더 이상 생(生)하지 않으면 멸할 것도 없으리라. 그것은 사라지는 것이 아니며, 공허한 공이 아니고 진실한 공이며, 형태도 색깔도 없고, 고통도 즐거움도 받지 않으리라.

나는 너의 사대(四大)[17]가 조화를 잃었음을 알고 있으나 다만 네가 이 병을 대면하고 선을 공부하는 사람으로서의 태도를 잃지 않았으면 한다. 아마도 너는 왜 자신이 고통 중에 있는지 알지 못할 것이나 항상 다음과 같이 묻기를 그치지 말라. 무엇이 이러한 마음의 정수(精髓)인가? 이러한 질문에 전심(專心)하면 더 이상 필요한 것이 없어 탐할 것도 없으리라. 너의 끝이 아닌 끝은 한 송이 눈꽃이 공기 중에서 녹아 없어지는 것에 불과하리라."

---

16) 마음의 정(精)한 부분 : 심정(心精)을 이렇게 옮겼습니다. 정이란 정수(精髓)이니 마음 중에서 가장 중요한 부분이 되겠습니다. 이것은 바로 깨달음에 도달한 마음을 말합니다. 보통 사람의 마음은 무명에 불성이 가려져 있어 번뇌망상이 많은 데 이 모든 것이 제거된 마음을 말하는 것입니다. 즉 불성(佛性)이라고 보아도 됩니다. 불성은 모든 혼란이 사라지고 난 뒤의 순수하고 고요한 마음이라고 생각하시면 될 듯. 이 마음은 분별하지 않고 사유하지 않기때문에 불생불멸, 무형무색...(분별이 안된다는 뜻)이라고 합니다.

17) 사대(四大) : 지수화풍 사대 요소. 만물은 이 사대가 모였다 흩어졌다 하며 생멸합니다. 사대가 조화를 잃었다함은 병들었다는 뜻. 죽어간다는 뜻. 즉, 죽음을 앞에 두었다고 그로인해 불멸의 마음이 흔들리지 말라는 격려.

86. 한 방울의 물

의산(儀山)선사가 하루는 목욕을 하다가 물이 너무 뜨거워 동자승에게 찬물을 한 통 가져오라 일렀다.

이 동자승은 물을 가져와서 목욕물을 식힌 뒤, 나머지를 땅에다 부어버렸다.

"멍청이!" 의산이 나무랬다. "대소사물이 다 용처(用處)가 있어 활용하지 못함이 없다. 남은 물을 나무에 주던가 꽃에 주면 그들이 살지 않겠는가? 무엇 때문에 한 방울의 물이라도 낭비한단 말인가?"

동자승은 이 말을 듣고 깨우침이 있어 그의 법호를 "적수[18]"라 했다. 성장해서는 마침내 존경받는 "적수화상"이 되었다.

87. 궁극의 법(法)을 말하다.

옛날 일본에서는 창호지를 바른 등롱 안에 촛불을 넣어 밤길을 밝혔다. 하루는 한 봉사가 친구를 방문했다. 돌아가려는데 이미 날이 어두워 캄캄하자 친구가 등롱을 그에게 주었다.

"나는 등이 필요 없네. 낮이든 밤이든 내게는 똑 같으니까." 봉사가 말했다.

"나도 알아. 하지만 네가 등을 들고 있지 않으면 다른 사람들이 네게 부딪힐지 모르네. 그러니 등을 가지고 가는 게 좋지." 친구가 말했다.

봉사는 등을 들고 길을 갔다. 그러나 멀리 가지 못해서 한 행인과 부딪혔다.

"좀 살펴 다니시오! 내가 든 등이 보이지 않는단 말이요?" 봉사가 소리쳤다.

---

18) 적수(滴水) : 한 방울의 물

"노형, 당신이 든 등은 이미 불이 꺼졌소." 행인이 말했다.

88. 얼른 포기할 일을 알다.

영평사 방장 북야(北野)는 1933년에 향년 92세로 원적했다. 그는 평생 어떠한 일에도 집착하지 않으려 노력하며 살았다.

그가 20세에 여행을 하다가 길에서 애연가(愛煙家) 한사람을 만난 적이 있다. 그들은 함께 산길을 걷다가 나무아래서 휴식을 취한 적이 있는데 이 때 그 행인이 북야에게 연초 한 봉지를 주었다. 북야는 몹시 배가 고팠기 때문에 이걸 받아 피웠다.

"담배를 피우니 기분이 편안해 집니다." 북야가 말하자 행인은 그에게 빨부리와 연초 한 봉지를 주고 갔다.

행인이 떠나고 나서 북야는 생각했다. "이렇게 기분 좋게 만드는 물건은 아마도 선정(禪定)을 어지럽힐 것이다. 습관이 되기 전에 얼른 끊어야겠다." 그리곤 담배와 빨부리를 버렸다.

삼년 후에 북야는 〈역경〉을 연구하기 시작했다. 〈역경〉은 심묘한 우주의 이치를 배우는 학문이다. 때는 겨울철이었는데 그는 옷이 변변찮았다. 그래서 편지를 써서 수백 리 밖에 계시는 선생에게 두터운 겨울옷을 부탁했다. 하지만 겨울이 다 지나가도록 옷도 오지 않았고 회신도 오지 않았다. 이에 그는 〈역경〉을 이용하여 편지가 전달되었는지 아닌지 점을 쳐보니 "전달되지 않았다."라고 답이 나왔다. 오래지 않아 선생에게서 편지가 왔는데 과연 겨울옷에 대한 이야기가 없었다.

"만약 〈역경〉의 점괘가 이렇게 잘 맞는다면, 이 역시 선공부에 도움이 되지 않을 것이다." 북야는 이에 〈역경〉공부를 포기하고 다시는 그 책을 보지 않았다.

그가 28세 되던 해에는 중국의 서예와 시가(詩歌)에 흥취를 느껴 이를 공부한 결과 선생도 놀랄 만큼 실력이 뛰어나게 되었다. 하지만 그는 생각하길 "내가 이 길로 자꾸 가다가는 서예가나 시인이 되고, 선사(禪師)가 되지 못할 것이다. 이건 내가 원하는 바가 아니다."하고 다시는 붓을 잡고 글을 쓰지 않았다. 그리하여 마침내 일본 국민의 위대한 스승이 되었다.

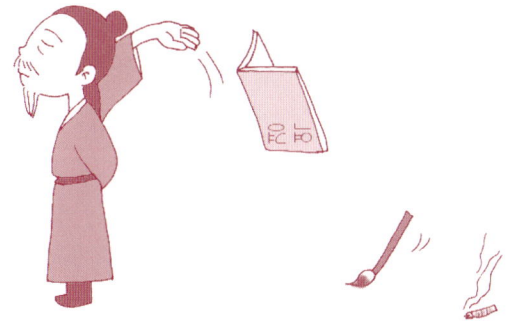

89. 도수가 초(醋)를 만들다.

도수(桃水)는 사원의 형식주의를 버리고 거지가 되어 다리 밑에서 살다 죽은 선사이다. 그가 점차 나이가 들어 쇠약해 지자 그의 한 친구가 구걸을 하지 않아도 살아갈 수 있는 방법을 가르쳐 주었다. 이건 밥으로 초(醋)를 만드는 방법인데 도수는 이 방법을 죽을 때까지 실행했다.

그가 밥으로 초를 만들 때 거지 친구가 불상이 그려진 종이를 주었다. 도수는 이 불상을 벽에 붙이고 옆에다 다음과 같이 글을 써서 붙여 놓있다.

"아미타불 선생. 이 방안이 너무 좁으니 당신은 그저 잠시 지나가다 들린 사람처럼 이곳에 있어 주시오. 내가 당신을 이렇게 모신다 하더라도 죽어 극락 갈 때 당신이 도와주길 바란다고는 생각지 마시오."

90. 조용한 절

성일(聖一)은 외눈이었지만 득도하여 경도(京都)의 동복사에서 사람들을 가르쳤다. 그가 절에 있을 때 경 읽는 것조차 폐지하여 절은 항상 정적(靜寂)했다. 사람들은 좌선하는 것 외에 할 일이 없었다.

절의 이웃에 살던 사람들은 성일이 원적(圓寂)하던 때 되서야 비로소 경 읽는 소리와 종치는 소리를 들을 수 있었다.

91. 부처의 선

부처께서 말씀하시길

"나는 왕후(王侯)의 자리를 틈새에 낀 먼지로 보고,

옥으로 만든 보배를 깨진 기왓장으로 보며,

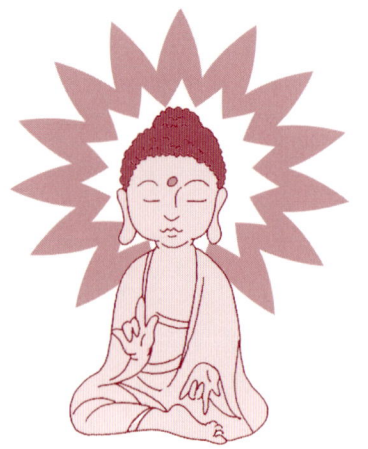

삼베로 만든 옷을 비단옷으로 보고,

대천세계를 겨자씨 하나와 같이 본다.

아누[19] 연못의 물을 발 닦는 기름으로 보고,

드나들기 편한 문이면 보배가 나오는 곳이라 보며,

최고의 법을 속된 재욕으로 보고,

불도(佛道)를 눈속임으로 본다.

선정(禪定)을 높지만 추운 히말라야 산으로 보고,

열반(涅槃)을 저녁나절 꿈으로 보며,

---

19) 아누(阿耨) : 천상의 가장 높은 곳에 사는 신

옳고 그른 것을 따지는 것은 육룡(六龍)이 춤추는 것으로 본다.
그리고
평등(平等)을 진정 있어야 할 곳으로 보며,
법이 흥성하는 것을 사계절 견디는 나무로 본다."

홧병해결

2007. 3.25	초판인쇄
2007. 4. 5	초판발행

저　자 :　윤　용　섭
발행인 :　김　대　경
발행처 :　도서출판 의성당

서울특별시 강서구 화곡8동 159-40
1969. 12. 19. 제11-45호

TEL : (02)2666-7771~5
　　　(02)2607-7771~3
FAX : (02)2607-6071
e-mail : esdang@hanmail.net
홈페이지 : www.esdang.com(의성당)

ISBN : 978-89-88676-69-1-93510

정 가 : 9,500원

삽 화 : 강미화

※ 본서의 내용을 무단 복사하거나, 인용하면
틀림없이 처벌을 받게 됩니다.